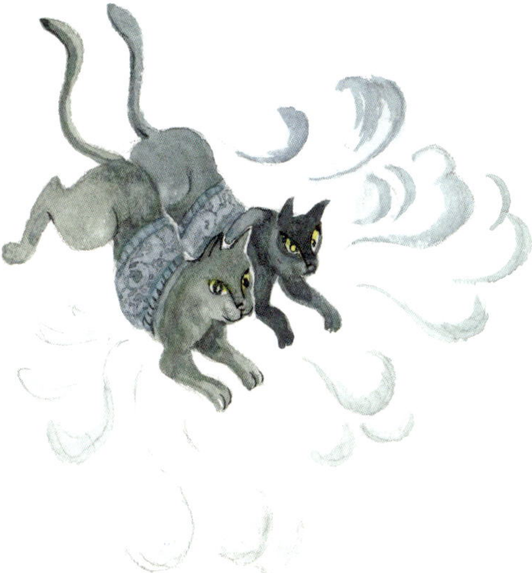

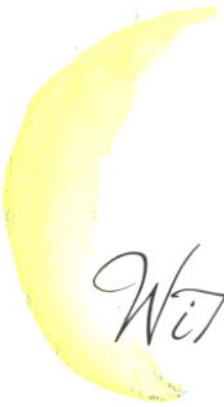

Witch's Secret Garden

Toyoko Iijima

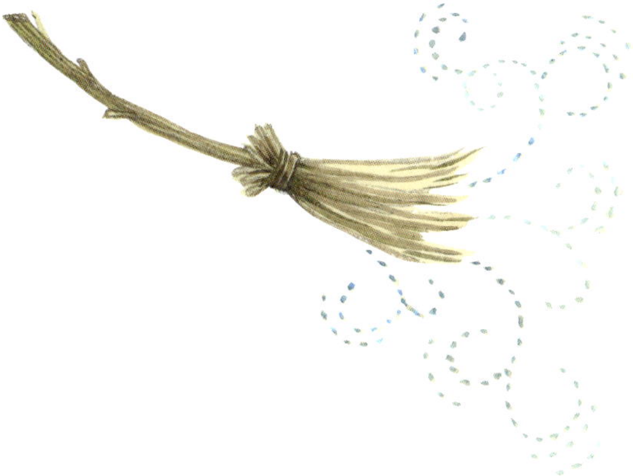

はじめに

手入れされた庭の花々は陽光を浴びて輝き、芳香を放ち、ミツバチのみならず私たちをもいざないます。それが恐ろしい魔女の庭だとしても、いや魔女の庭だからこそ何が潜んでいるか、どんな秘密が隠されているのか知りたいではありませんか。いったい魔女は私たちにどんな物語を語るでしょう。

呪文ひとつで何でも思いどおりにしてしまう、私たちが憧れる魔女は、本当に想像するような人だったのでしょうか。考えてみれば、現在の私たちは随分と多くの魔法を使っています。かまどの番をしなくともご飯は炊けるし料理もできる、世界中の人と瞬時に連絡できて……なんて便利なんでしょう。これは現代文明のおかげであって、ひとたび崩れると魔法はあっという間に消えてしまいます。本物の「消えない魔法」はどうしたら身につくのでしょう。

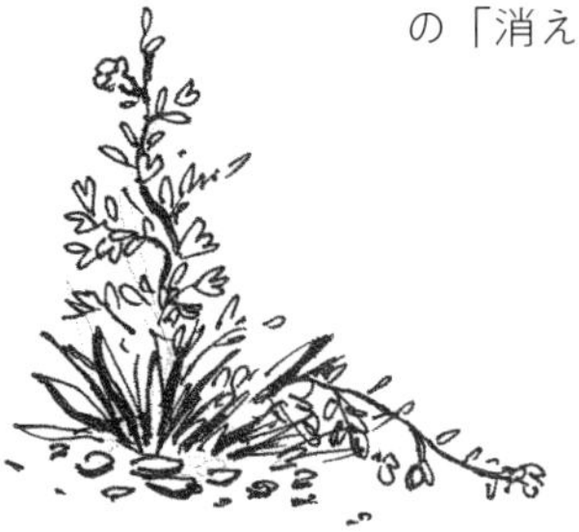

魔女と呼ばれた人はおそらく、鋭い自然観察の目と感性で世の事象をとらえ、長い経験で積み上げた知識を活用できた人だったことでしょう。私たちも感性を繊細に、周囲の自然や宇宙、植物、動物、あらゆるものを注意深く見つめ、自然の不思議に想像力を働かせることができれば、消えない魔法に近づき、けっこう楽しい魔女の日常が過ごせるかもしれません。

本書では、魔女に関わる代表的な植物を皆さんと一緒にのぞいてみたいと思います。なんでも、魔女の１ダースは13個だとか。ここではpart １とpart ２に分けて各春夏編・秋冬編として13ずつ、計52種類の植物を神話や言い伝えを交えて、筆者手描きのイラストとともに紹介しています。そんな魔女の秘密の庭に迷い込み楽しんでいただけましたら幸いです。

飯島都陽子

Contents

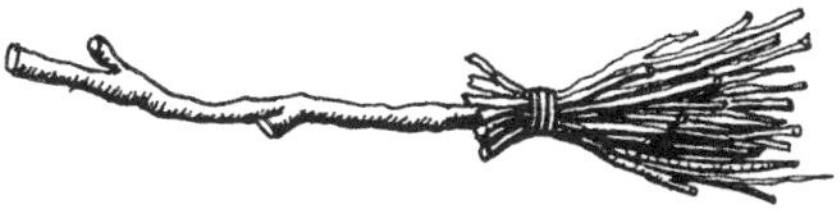

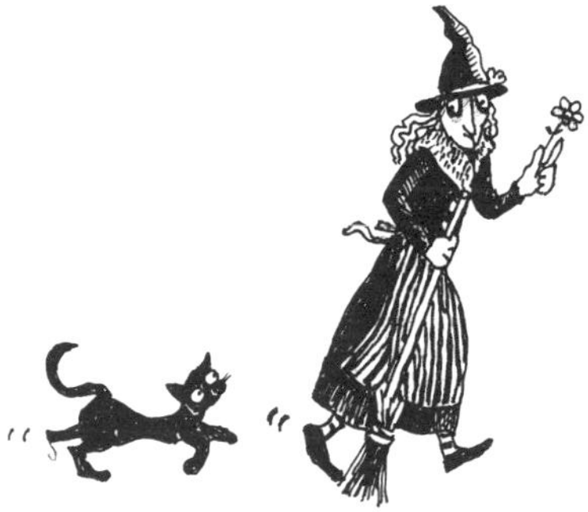

part 2　魔女の森＆原野　75

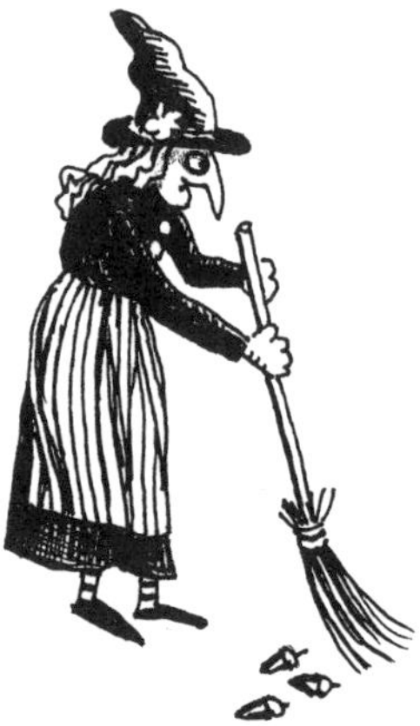

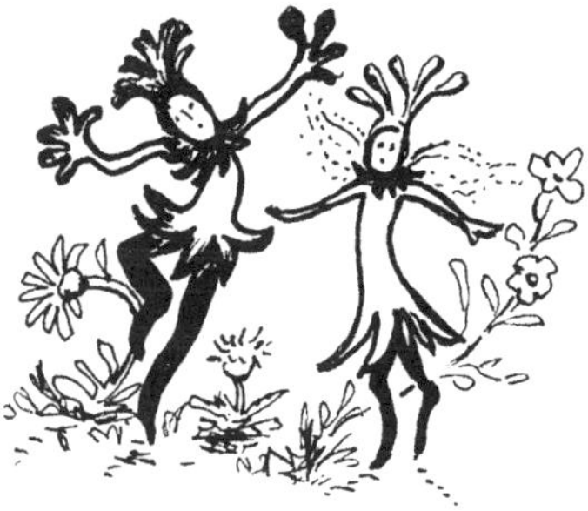

魔女と植物

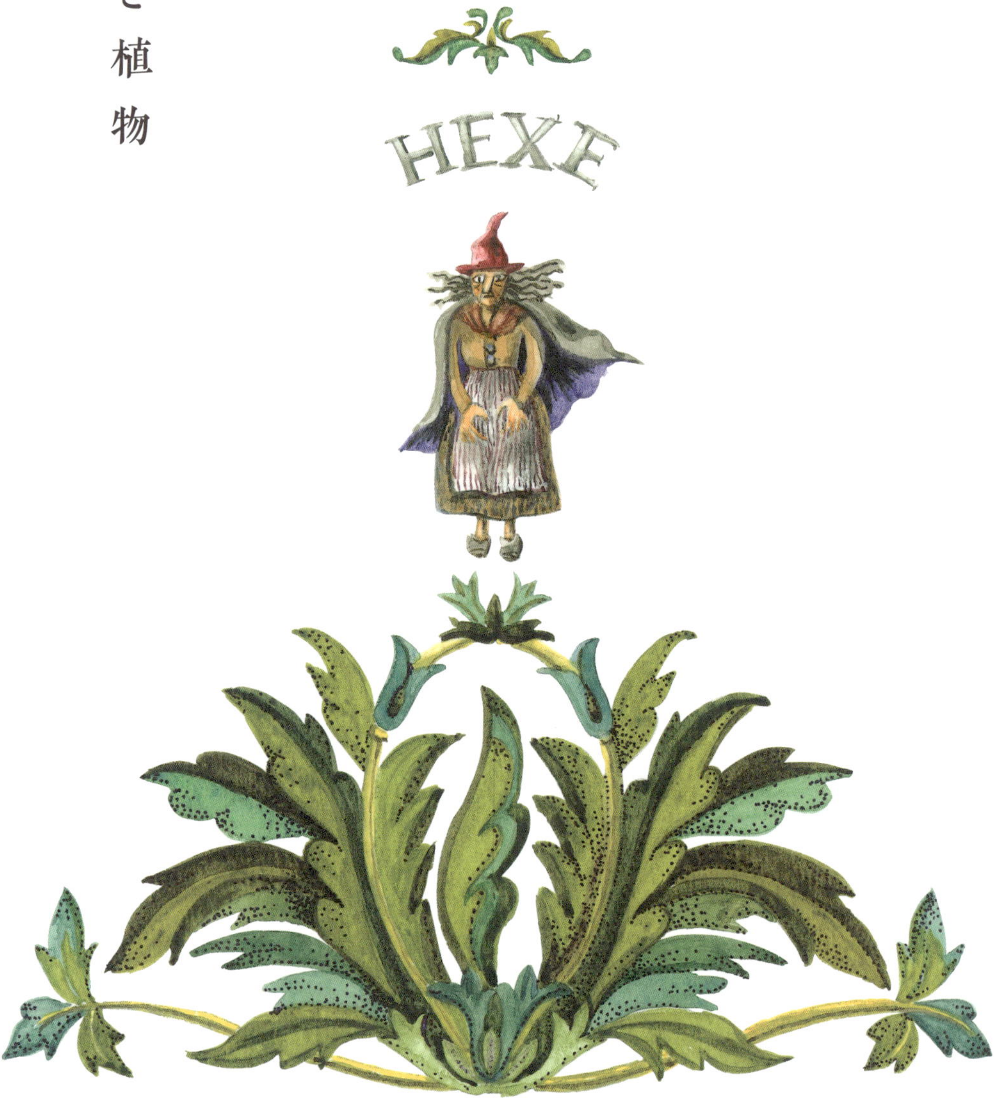

自然が魔女をつくった

顔はかぎ鼻でシワだらけ、黒い長衣をまとい背中は丸く腰の曲がったおばあさん。鍋をかき回し、得体の知れぬものをグツグツ煮て、魔術を使い、恐ろしい呪文をかけて悪さをする邪悪な女……。

本当に魔女ってそんな女性だったのでしょうか？

歴史をたどってみると、魔女と呼ばれた女たちは、どうやら薬草に長けた「賢い女」、つまり薬剤師のような民間療法師だったようです。

19世紀フランスの歴史家ミシュレは『魔女』（ジュール・ミシュレ著　篠田浩一郎訳　現代思潮社）の冒頭に、「自然が彼女たちを魔女にした」と著しています。続けて「四季の動きをはかるために、女は天を眺める。しかし大地もまた彼女の心をとらえる。——彼女は花々におのれの愛する人々の病を癒してくれるように頼む」とあります。

医学が発達する以前の昔、子供はもちろん、人々が健康で丈夫に生きることは難しい環境でした。むき出しの自然と向きあって暮らしていた当時の女たちは、大切な家族を守るために自然に目を向け、人を生かしている森や草花、過酷な天候を注意深く観察して、自然の営みを知ることとなるのです。同時に自然から多くの知恵を授かり、自然の不思議をパワーとして、彼女たちは魔女となっていったということなのでしょう。

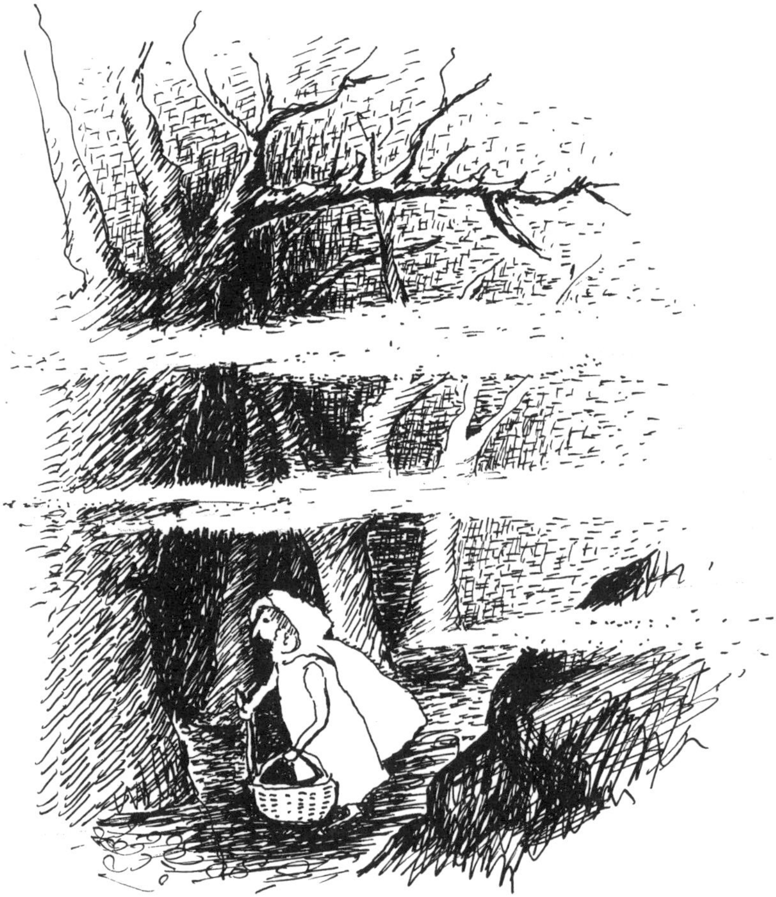

垣根の上の人

森の木や草は、魔女たちに植物の秘密を語り自然を尊ぶ心を深めさせ、知恵ある強い女たちに育て上げたと思われます。どこに目当ての薬草が生えているか、どの季節のどの時間帯に摘むのが適切か、どの病にどんな草が効くのかも、深い洞察力と多くの経験を重ねながら理解するようになっていったのです。

近年の研究では、植物の表面から個有のエッセンスが揮発して細菌や害虫から身を守るメカニズムがあるとされています。また芳香植物は防衛のため、香りのオーラをもっているそうで、魔女たちはそんなオーラまでも感じ取ったにちがいありません。

ドイツでは魔女のことをHEXEと呼びます。古代ドイツ語で「垣根の上の人」という意味があります。垣根は“あちら”と“こちら”を隔てる境目、つまり「生と死の境目に立つ人」という意味もあります。産婆であり、葬式女であり、薬草を扱う自然療養師だった魔女は、人々の生死に関わる存在だったのです。森は得体の知れぬ神秘の場所と信じられていた時代、自由に森を出入りする薬草採りの女は、不思議な力を備えた特別な人とみなされたにちがいありません。おそらく、彼女自身の霊感と直感をもとに薬草の調合は試行錯誤を繰り返したことでしょう。

服用すれば命を奪いかねない恐ろしい毒草も、「毒を以て毒を制す」の言葉どおり、処方次第でそれは妙薬に変わります。しかし、毒草治療の結果は思わしいものばかりではなかったはずです。

それはまた、魔術または神秘といった色彩も加わることになり、後にキリスト教がヨーロッパに広がるとともにキリスト教の教義に反するという理由のもと、異端の存在としてさまざまな言いがかりと、あらぬ噂を立てられ、迫害の対象になっていったのです。

薬草いっぱいの魔女の帽子

薬草は、夜明け前から暗い森に入り、日が昇る少し前から摘みはじめます。薬草の効き目が最も高くなるのが明け方と信じられていたからです。大きな薬草カゴと夜露をしのぐ大ぶりな帽子やマントは薬草採りには欠かせません。また、夜の森は邪悪な者たちがうようよ徘徊しているので、身を守るため魔女は魔除けのハーブを身体に塗ります。このような出で立ちで夜中の森に入る姿は、とても怪しかったでしょうね。自然の不思議を知り、それを身につけた魔女と呼ばれた女たちは、人々の貴重な存在であると同時に、理解しがたい不思議の世界も垣間見ることができる存在として、恐れられ、時代とともに闇の存在へと葬られていきました。

なんでも、魔女がかぶっている帽子は、薬草を編んで作ったものだと聞いたことがあります。古代ヨーロッパでは、糸を紡いだり編んだり、布を織ることは、魔法の意志を紡ぐことを意味したそうです。魔女たちが薬草の効力を祈りながら、処方とともに草を編んで帽子を作り、いかなるときにも役立てられるように常にかぶっていたとしたら。そして、ほうきに乗っていつでも駆けつけてくれるとしたら、愉快で頼もしい存在ではありませんか。

その薬草帽のはしっこをほぐしていくと、どんな薬草が編み込まれているか、わかるかもしれません。

さあ、それでは、帽子の薬草を少し引っぱって見てみましょう……。

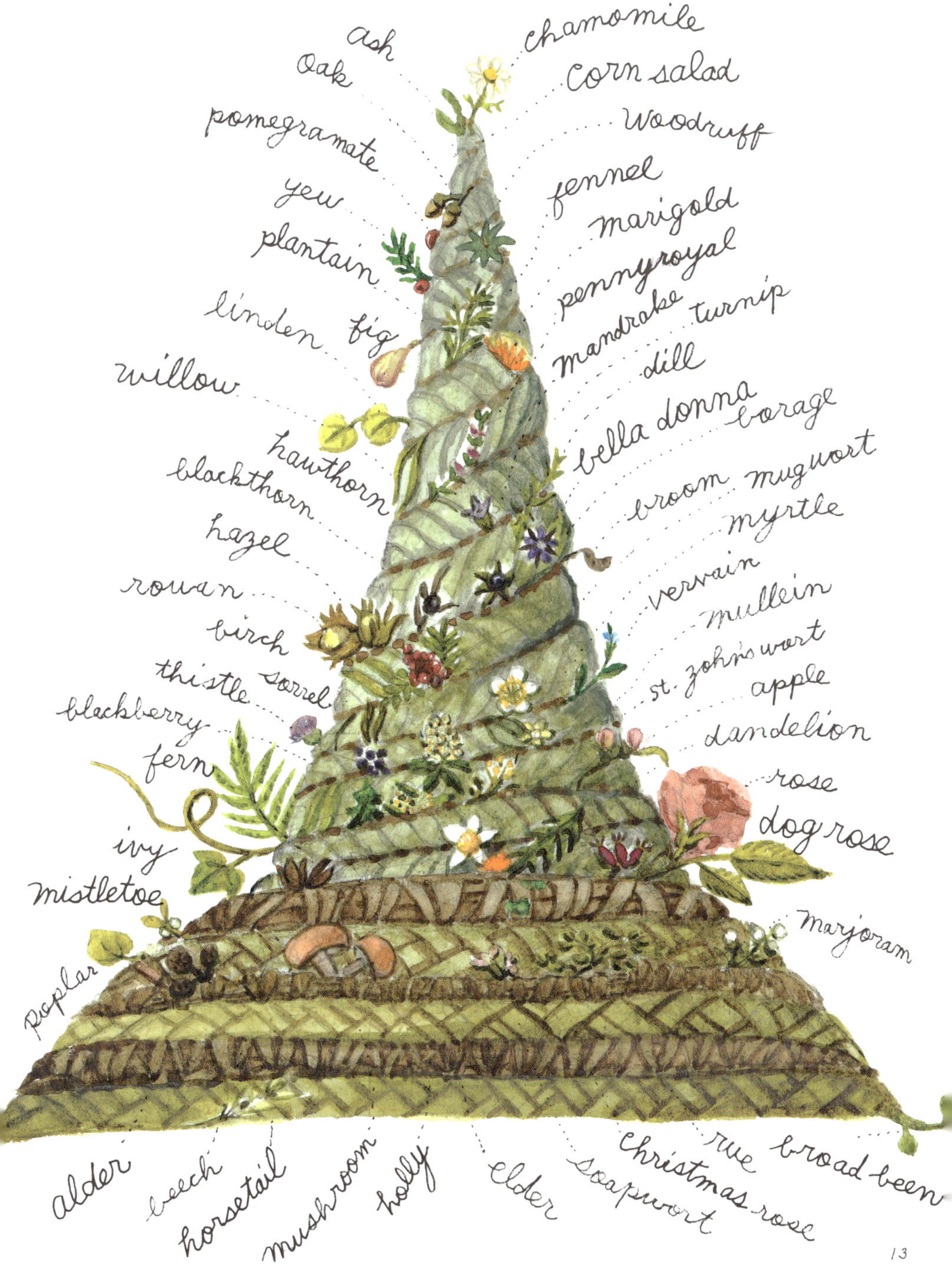
ash
Oak
pomegramate
yew
plantain
linden
fig
willow
hawthorn
blackthorn
hazel
rowan
birch
sorrel
thistle
blackberry
fern
ivy
mistletoe
poplar
chamomile
Corn salad
Woodruff
fennel
marigold
pennyroyal
mandrake
turnip
dill
bella donna
borage
broom
mugwort
myrtle
vervain
mullein
st. john's wort
apple
dandelion
rose
dog rose
Marjoram
broad been
alder
beech
horsetail
mushroom
holly
Elder
Soapwort
Christmas rose
rue

本書の見方

＊本書で紹介しているハーブや植物の実際の活用は医師や専門家の指示に従って下さい。
本書の著者ならびに出版社は、使用に関して生じた一切の損傷や損害、そのほかの責任は負いません。

part 1

魔女の庭

rose
soapwort
fennel
Corn salad
Marigold
myrtle
rue

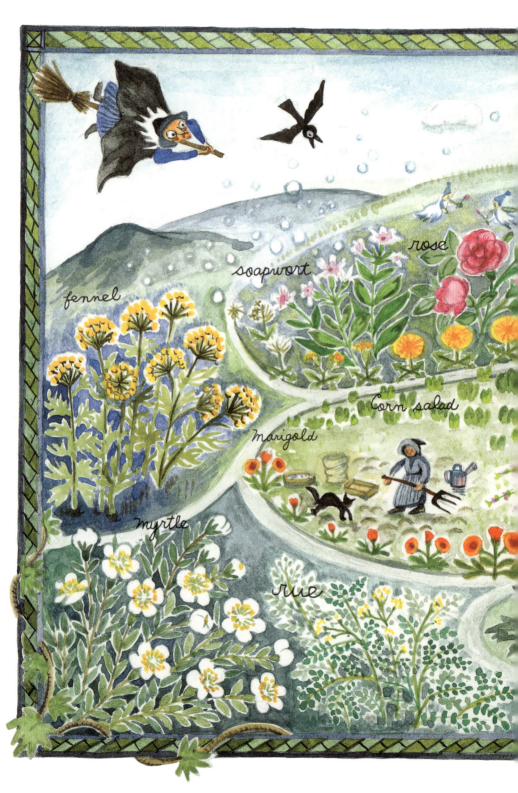

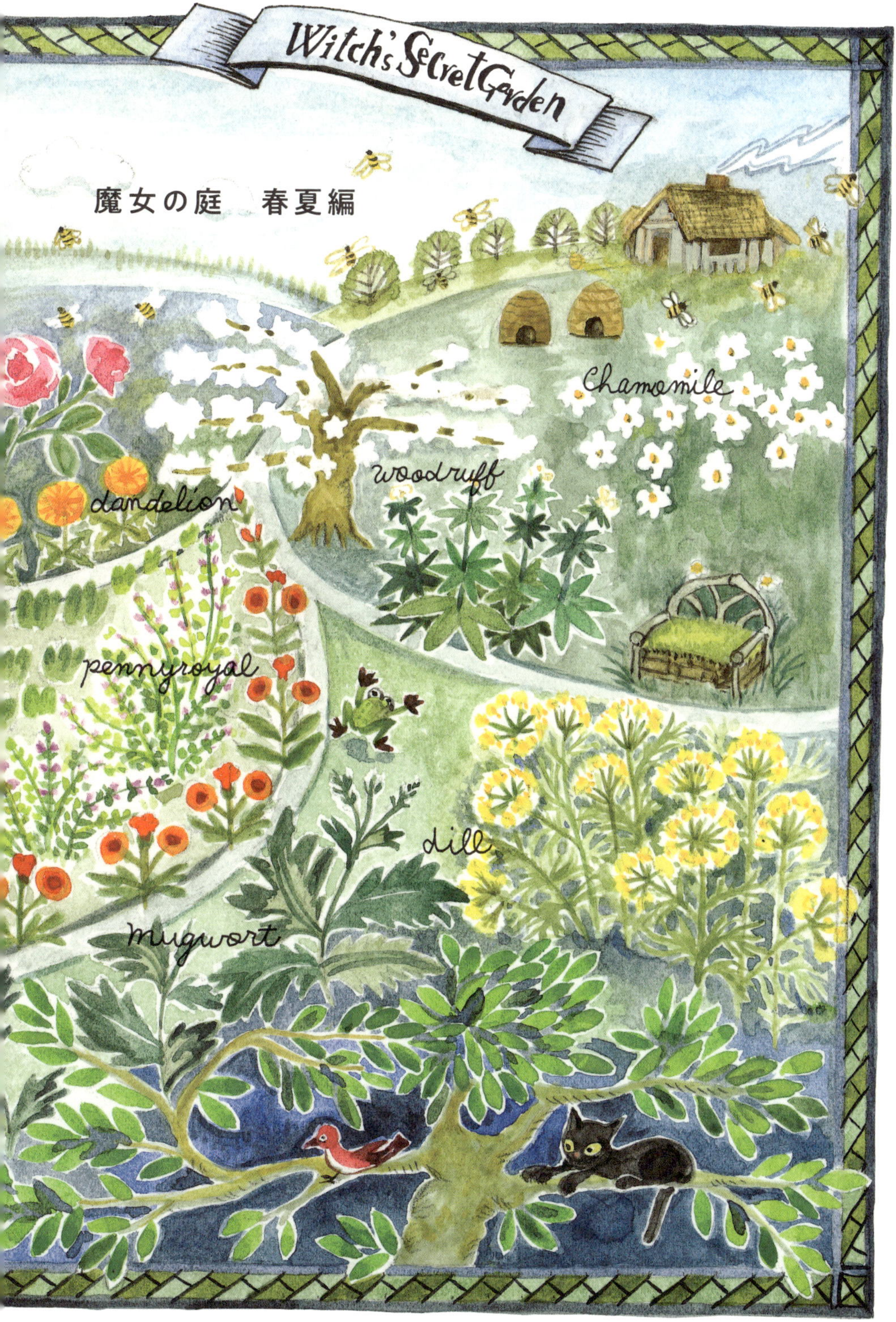
Witch's Secret Garden
魔女の庭　春夏編
Chamomile
woodruff
dandelion
pennyroyal
dill
mugwort

冷たく厳しい暗い冬も、
大地の深いところからその力がゆるんでくると、
大気は再生のエネルギーで満ちあふれ、
魔女の庭づくりがはじまります。

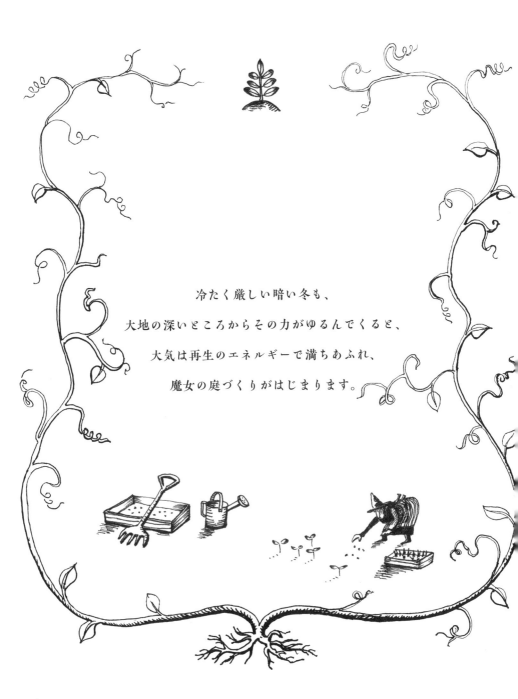

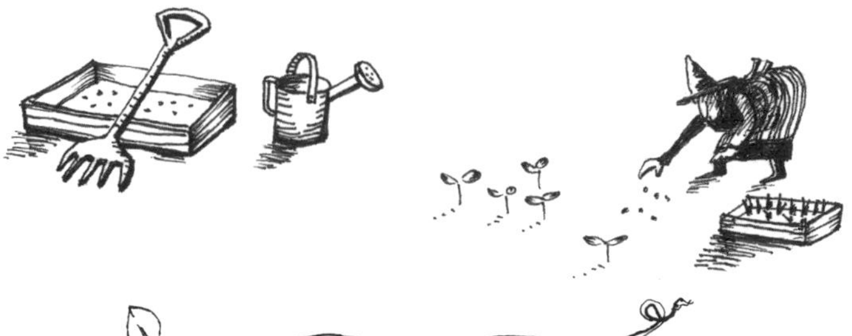

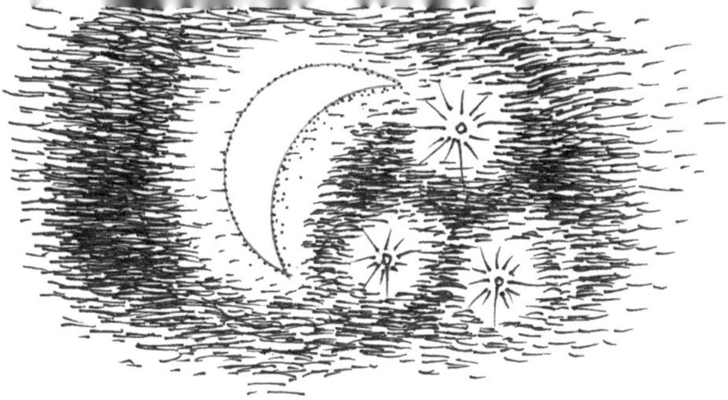

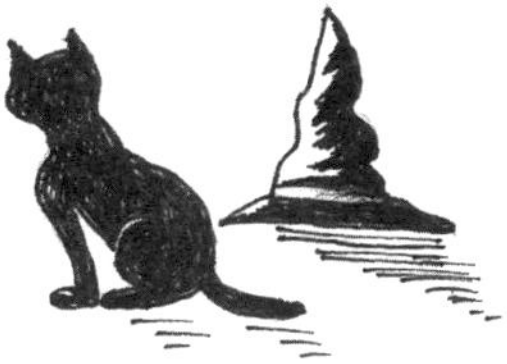

季節が教える魔女の庭づくり

風に向かって黒猫がさかんに鼻をひくつかせ、夜空に輝く月の輪郭がやわらかくなり、地中から湿った土の匂いがしはじめると、魔女は自然のエネルギーが生命の躍動に備えているのを感じ、天の星々の啓示を読みとって、庭に植物の種をまく準備が整ったことを知ります。

凍てつき固くなった地面を掘り起こし、土に春の陽光を当てて温め、新鮮な空気と太陽のエネルギーを送ります。さらに、堆肥や秋の落ち葉で作りおいた腐葉土をぬかりなく撒き込み、植物が喜ぶおいしい土づくりに励みます。掘り起こした地中からは、虫たちがはい出て、それを狙ってカエルが集まり、カエルを目当てにヘビが集まり、鳥が集まり……こうして生命の循環も活発化し、自然のサイクルが動きはじめます。

大気のエネルギーはいよいよ力を増し、生命のパワーが満ちてくると、まかれた種子は暗い地中で目覚めます。

ある朝、無表情だった地面に淡い緑色のベールがかかったような命の芽吹きを見つけ、魔女は歓喜で目を見張ります。待っていた瞬間です。発芽したばかりのハーブの芽をつまんで食べると、どんなに小さな芽であっても香りは口いっぱいに広がり、今年の夏の収穫が豊かであることを確信します。ツル植物はうねうねとツルを伸ばし、近くの木や植物に絡みつき、自らを固定します。

魔女は、ツルの先端に指をそっと添わせて待ちます。10分もすると、ツルは魔女のゴツゴツした指を枝と勘違いして絡みはじめ、徐々に締めつけます。むずむずとくすぐったい不思議な感触は魔女と植物の楽しい会話となります。

「お前さん、間違ってしまったねえ……」

やがて見事に美しく茂った植物は花を咲かせ、蝶やミツバチが飛び交い、猫やカエルがのんびりと過ごす緑豊かな庭に育ちます。しかし、魔女の秘密の庭は、禁断の庭。何が起こるかわかりません。

冬にたまった毒を抜くハーブ

大気は春のエネルギーに満ちあふれ、植物の成育が活発に進むこの時期、人々にとっては冬の寒さに耐えるためにため込んだ栄養の滞りを吐き出す解毒の時期でもあります。

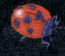

魔女たちは内臓を活発化させ、身体の代謝をよくするハーブを体内に取り込んで、冬の毒を取り除きます。

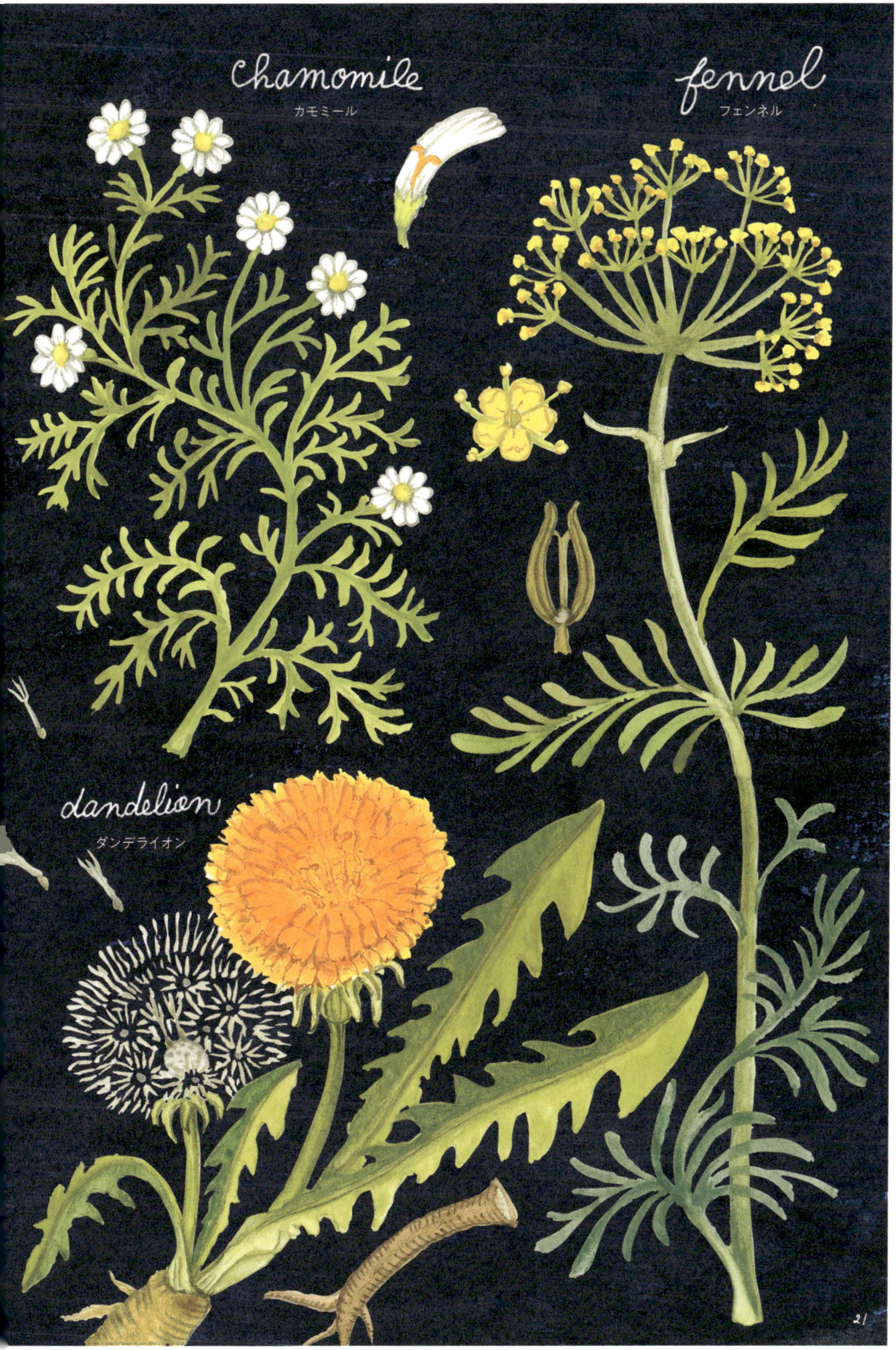
Chamomile
カモミール
fennel
フェンネル
dandelion
ダンデライオン

カモミール ◇─◇ Chamomile

ローマンカミツレ
Anthemis nobilis L.
キク科

鎮静と解毒をもたらす春のハーブ

明るい緑色の葉は細かく分かれ、羽のように軽やかで、夏にかけて咲く花はデージーに似て、黄色い中心部を白の舌状花が取り囲む可憐で美しいハーブです。ローマン種とジャーマン種があり、前者は多年草で、花と葉ともに香る丈の低い種類。後者は一年草で60～70cmの丈高種。「大地のリンゴ」という意味の学名をもつだけに、花に触れただけで、両種ともリンゴに似た甘い香りが広がります。

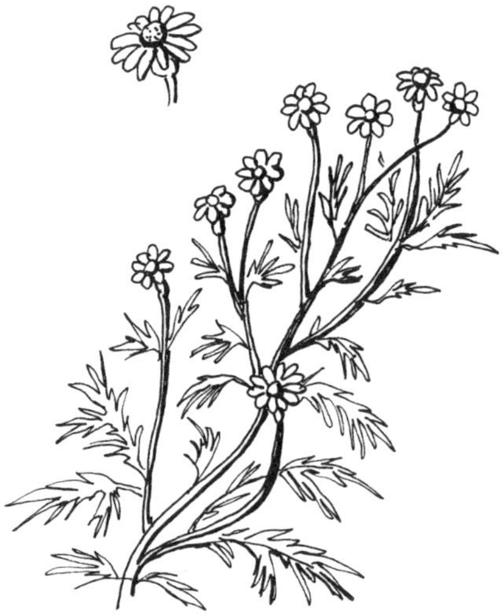

古代エジプトでは花の形が太陽に似ていることから、太陽神に捧げる花としてあがめられました。消化器系障害から不眠症、皮膚疾患まで幅広い薬効があり、ヨーロッパでは古くより薬用にされています。とくにハーブティーはその苦味が肝臓の働きを促進するため、春の解毒に役立ちます。また、周りに生える植物を元気にすることから「植物の医者」とも呼ばれます。

香り立つ魔女のガーデンベンチ

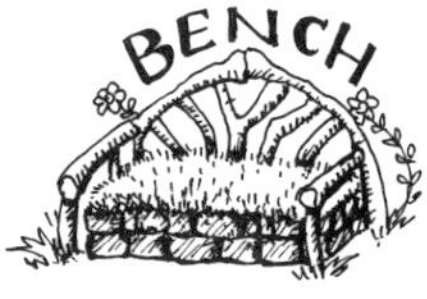

庭の隅に、明るい緑色の葉におおわれたふかふかのベンチがあります。腰かけると重みで葉の組織が崩れ、ふわっと甘い香りが漂います。石を組み合わせて作ったベンチに、葉っぱも香るほふく性カモミールを植え込み、丹念に何年もかけて作り上げたベンチです。

庭仕事に疲れて座ると、甘酸っぱいリンゴにも似た香りが身体を包み込み、ほっとする魔女の至福の時間となります。

ダンデライオン ◇—◇ Dandelion

セイヨウタンポポ
Taraxacum officinale
キク科

春の輝きの万能ハーブ

　春のエネルギーがまるで束になって輝いているような黄色い花は、春のシンボルともいえるでしょう。繁殖力が強いため雑草と思われがちですが、実は全草が有用な薬用ハーブです。英名はギザギザした葉の形から「ライオンの歯」の意味。魔女は春先の苦味が少ない葉をサラダにして食し、冬の間不足がちだったビタミンＢ、Ｃ、Ｅやカルシウム、カリウムなどのミネラルを補給します。肝臓の働きも活発にし、春の解毒に役立てます。「苦い草」を意味する属名どおり、若葉以外は全草にかなりの苦味があり、その苦味は身体に強壮効果をもたらすといわれます。血液や組織の浄化作用、消化不良、便秘、リウマチや皮膚病にも効果的な幅広い薬草ですが、利尿作用が強いので「寝小便」という俗名もあるくらい。ですから、魔女は就寝前には決してタンポポ茶は飲まないそうですよ。

フェンネル ◇—◇ Fennel

ウイキョウ
Foeniculum vulgare Mill.
セリ科

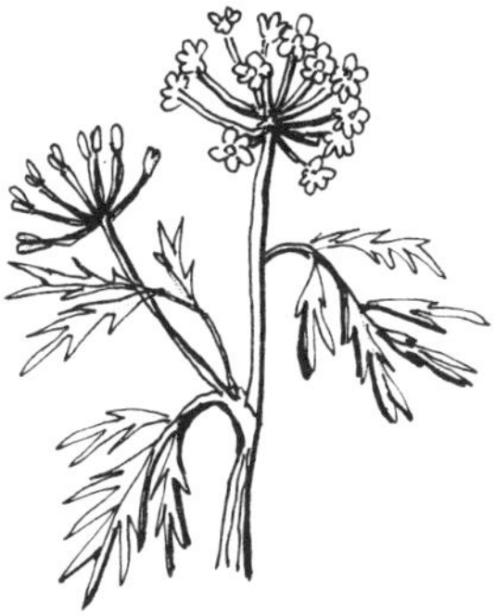

人を眠りに誘う黄金色のハーブ

　２ｍほどにも生育する大型のハーブで、明るい緑色の葉は切れ込みが深く軽やかで、パラソルを広げたような黄色い花は初夏の庭で見事です。魔女は葉と茎をサラダにし、爽やかな香りを楽しみます。苦味を含む甘い香りの種子はパンに焼き込んだり、脂肪の強い肉料理にも利用します。種子には濃厚な油が含まれ、身体を温めて消化を助けます。また母乳の出もよくするため、産婆でもあった魔女は、大いに利用したに違いありません。ヘビは脱皮の際、フェンネルを食べ、視力を回復させて動きを鋭敏にすると信じられたことから、古くは目薬としても利用されました。さらに、魔除けとして「偉大な力」があると伝えられ、悪魔や災難除けのお守りとし戸口にぶら下げたといわれています。痛みを抑え毒を払うことから、春の解毒にも役立ちます。

愛をもたらすときめきの花

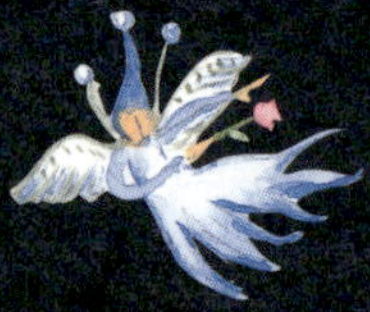

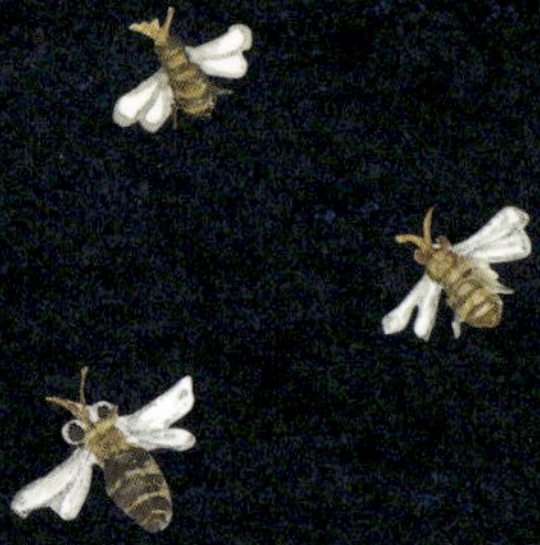

野山は若々しい緑におおわれ、あたりは生命の歓喜に満ちあふれています。人々は春の到来に心ときめき、愛の芽生えの時期となります。魔女の庭には春の訪れを喜ぶかのように、愛を讃える色とりどりの香り高い花々が咲きそろい、風が吹くたびにミツバチを誘います。季節は甘いみつのハニームーンとなります。

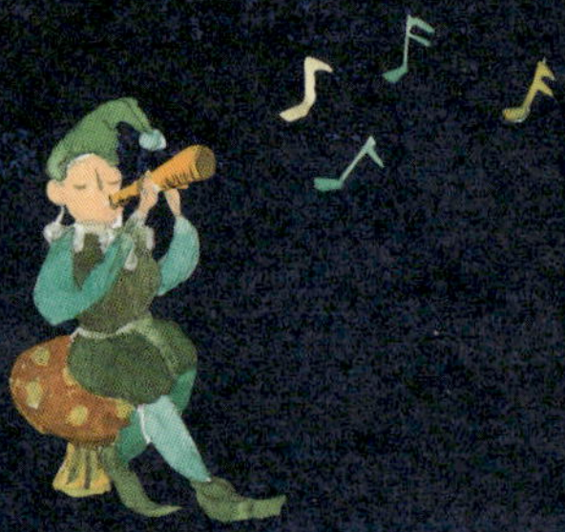

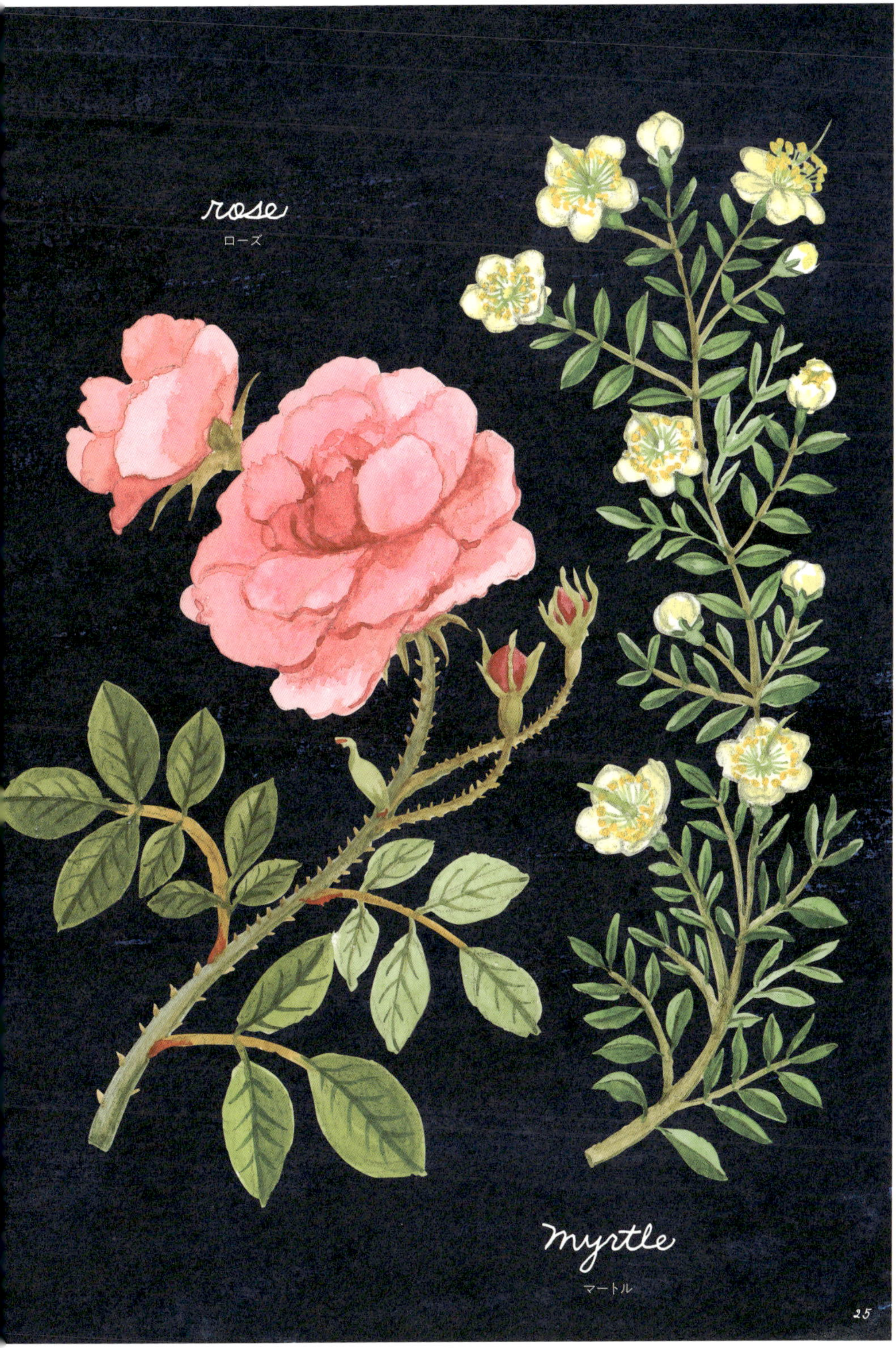
rose
ローズ
myrtle
マートル

ローズ　Roses

バラ
Rosa
バラ科

＊イラストは
ダマスク・ローズ

花の女王、愛の花

その美しさと香りは「花のなかの女王」と称され人々を魅了し、西洋の歴史を彩ってきました。その誕生の伝説は数多く、ギリシャ神話では、泡立つ海の波のなかから生まれた愛と官能の美神“ビーナス”に呼応して、大地の神々が美しいバラを生み出し、この女神に捧げたと伝えます。バラは愛の花であると同時に歓喜の象徴であり、新郎新婦はこの花の冠を載せて結婚式に臨んだといいます。

古代ゲルマンや北欧の人々にとっては、バラは小人や妖精の特別保護下にある神秘の花であり、彼らの許しなしで手折れば、たたりを被り、手や足を失うと信じられてきました。そのため魔女は植物の手入れはもちろん、彼らのためにミルクやはちみつを用意して、ことのほか慎重に気難しい妖精たちとの距離を縮め、彼らの知恵と秘密に迫りこの植物に接します。

バラは姿の優雅さだけではなく、その香りは人を好きにさせる媚薬作用があり、花から抽出する精油は若返りと肌を輝かせる美容効果があると信じられました。ギリシャの英雄たちを魅了したクレオパトラは、バラの香りを効果的に利用したと伝えられます。魔女が作る媚薬と美容液にも必ずバラのエキスが入っています。

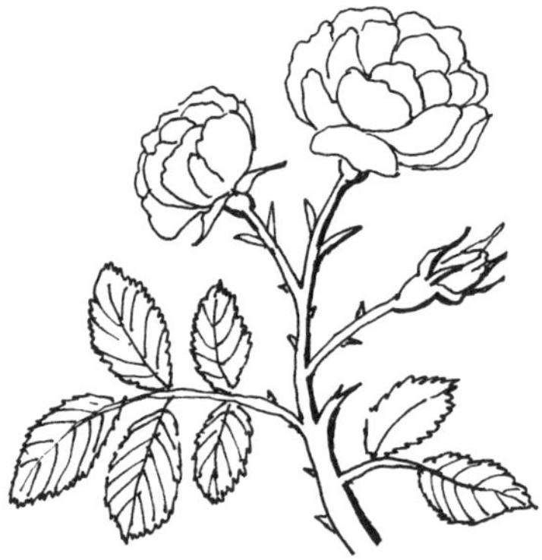

マートル ◇-◇ Myrtle

ギンバイカ
Myrtus communis L.
フトモモ科

愛と官能の美神に捧げる花

堅くつややかな深緑の葉は、指で揉むとキリッとした甘い香りが漂います。初夏にかけて白花の中心から多くの雄しべが突出した繊細で香ばしい花をつけます。

ギリシャ神話ではこの花は、官能と愛と情熱の象徴として、美神“ビーナス”に捧げられました。アラビアの伝説によれば、アダムが楽園を追われたとき、神から持ち出しを許された唯一の木がマートルだったとか。

根付きがなかなか容易ではないけれど、いったん根付けば、ほかの植物を寄せつけず一途に成長するので、ローマ人はその習性から、ほかの感情に入り込むすきを与えないひたむきな愛情の象徴として、結婚式の花冠や花束に使用しました。素晴らしい芳香のマートルの葉や花を魔女はポプリの材料として、また花後のスパイシーな黒い実は料理や酒の香り付けに利用します。

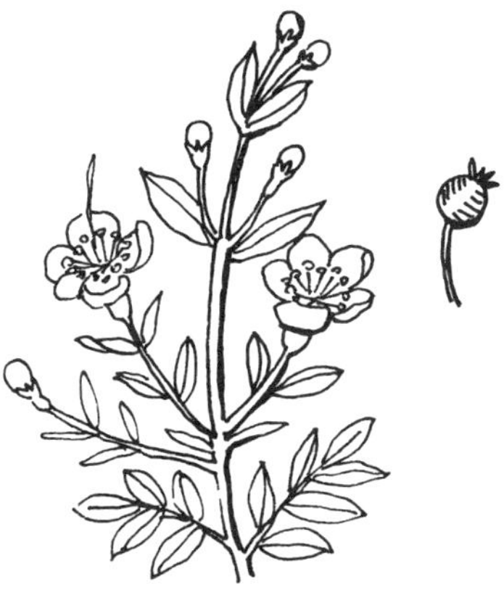

＊マートルの精霊

太陽神アポローンの息子アリスタイオスは養蜂の神として崇められています。

それはマートルの精霊から養蜂の秘法を教わり、その技術を人間に伝えたからだそうです。

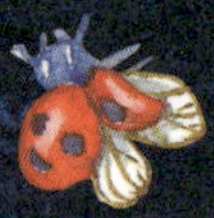

生命と肉体に活力を与えるハーブ

春が近づき大気がゆるむとともに庭づくりの作業は忙しくなります。

殺風景な冬枯れの固い土を掘り起こし、堆肥を加え、土に空気を含ませ、緑豊かに植物が育つよう魔女は立ち働きます。同時に土中に眠っていた害虫も掘り起こし駆除するので、鍬を振るう魔女の後ろにはご馳走を狙って鳥やカエルが行列します。こうして育てた緑のパワーを魔女は身体に取り込み、自身の力とします。

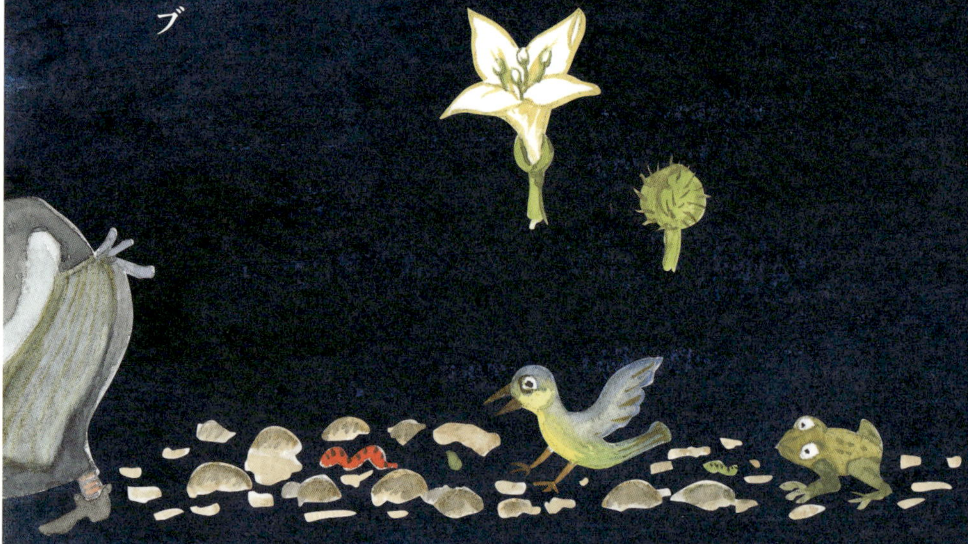

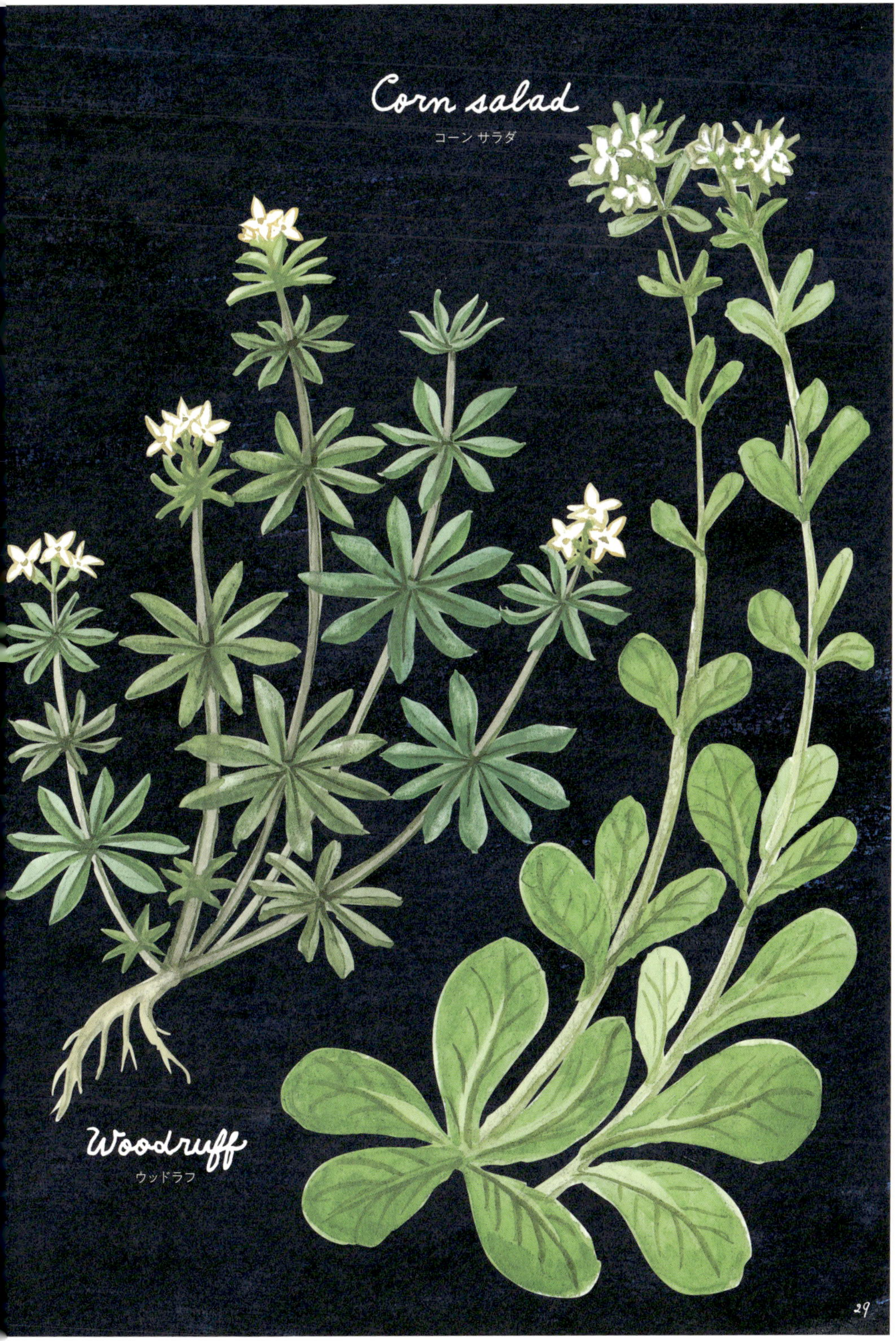
Corn salad
コーン サラダ
Woodruff
ウッドラフ

ウッドラフ ◇ Woodruff

クルマバソウ
Asperula odorata L.
アカネ科

人々を元気にする香りのよい春のハーブ

濃緑色の香り高い輪生の葉が特徴で、春の終わりには純白で星形の可憐な花をつけます。木陰を好み、樹木の下草として植えます。輪生の葉はその形から車輪を意味する別名をもちます。新鮮な葉とやわらかい先の部分を茹でて、栄養価の高い春先の野菜とします。ミネラルが豊富な葉は骨や歯を丈夫にし、血液を濃く顔色をよくし、身体を生き生きと元気にさせるのです。また、魔女は葉をすりつぶしてケガの治療にも役立てます。４月に催される春迎えの魔女祭り“ベルテーンの祭り”には、この葉をワインに浸した「メイ・ドリンク」が振る舞われ、春を喜びます。「人を陽気にし、心臓と肝臓の働きをよくする」と、かのジェラードも言及しています。

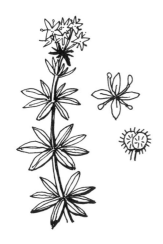

＊ジェラード

ジョン・ジェラード（1545－1611）はイギリス植物学の草分け的存在で、1597年、イギリスで最初の本草・園芸書『本草または植物の一般史』を出版。エリザベス１世の庭園責任者でもあり、外科医でもありました。

ベルテーンの魔女祭り

白いメイツリーの花が春の光に満開に輝くころ催されるこの祭りは古く「ヴァルプルギスの夜」と呼ばれ、４月末日の日没から翌明け方まで続きます。魔女が春を連れてくるといわれ、春迎えの魔女祭りとしてドイツのブロッケン山を中心に今でも続いています。

春の陽気と強くて甘い酒に気分は解放され、人々は陽気に大かがり火の周りを一晩中踊り明かし、待ちに待った春を喜びます。

コーンサラダ ⟡ Corn salad

ノヂシャ
Valerianella locusta L.
オミナエシ科

禁断の庭の取り換え草

３月末に種をまくと、10日ほどでかわいい双葉が発芽し、５月から初夏にかけて食べられるまでに成長します。丸みのある緑の葉はみずみずしく、肉食中心で食菜が少なかった中世ヨーロッパでは貴重な緑黄色野菜とされました。「野の野菜」の異名をもち、春になると人々は野に出て貴重なこの野菜を採取したそうです。

丹精込めて育てられた魔女の庭の立派なコーンサラダは、青々といかにもおいしそうです。そんな野菜を見て、食べずにいられなくなった哀れな妊婦とその夫の話は、グリム童話で有名です。

ある身ごもった若い妻は、魔女の庭に茂る緑豊かな野菜を見て以来、食べたくて食べたくて、夫にせがみます。やむなく夫は庭に忍び込み、その野菜をまんまと盗み、妻に食べさせます。その野菜のおいしいこと！　妻はすっかり虜になり、もう一度、夫に頼みますが、今度は魔女に見つかってしまい、野菜と引き換えに、生まれてくる赤ん坊を魔女に渡すと約束してしまいます。

さて、その赤ん坊に魔女がつけた名前が「ラプンツェル」。つまりこの野菜のドイツ名です。ビタミンＡ、Ｃをはじめ鉄分やカリウムなどミネラル豊富なこの野菜は、妊婦にとって子供と引き換えにしたくなるほど魅力的だったのでしょう。

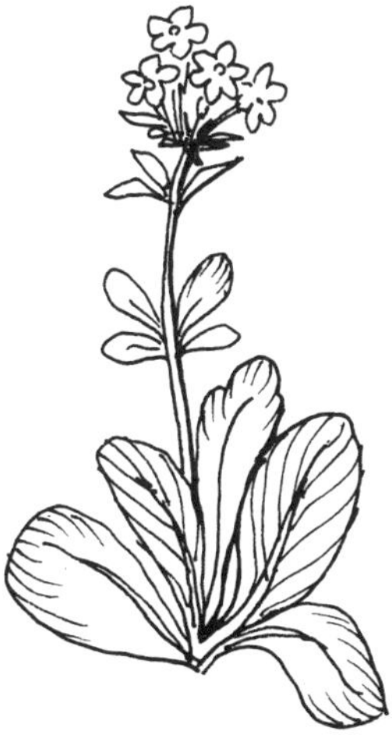

生活に役立つハーブ

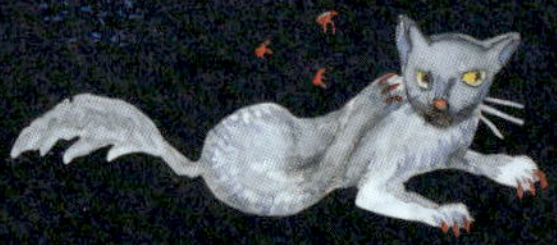

何もない時代、少しでも生活を豊かにしてくれる身近なものは、植物でした。

植物は食料であると同時に薬でもあり、人々にとってなくてはならないものでした。女たちは畑を見守り、森に採取に出かけ、植物にどのような特徴や働きがあるか、自然の変化と同時に注意深く観察を重ね、生活に役立てました。その知識に秀でた女性は尊敬され、後に魔女と呼ばれたのです。

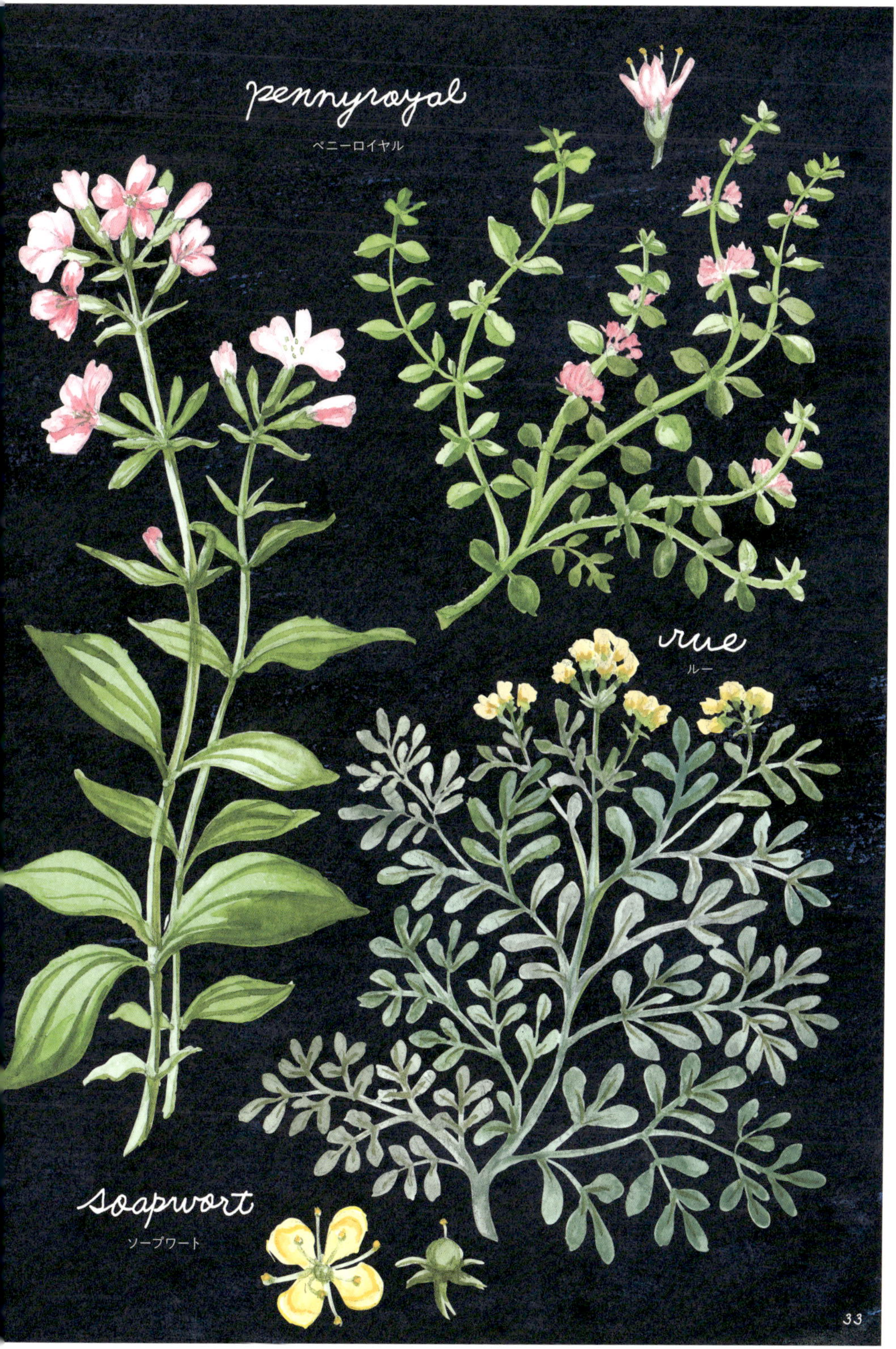
pennyroyal
ペニーロイヤル
rue
ルー
soapwort
ソープワート

ソープワート ⟡ Soapwort

サボンソウ
Saponaria officinalis
ナデシコ科

自然が恵んだ天然の石けん

薄緑の茎は成長すると１ｍ近くにもなり、淡い緑色の葉は細長くなめらかで、夏には長い萼《がく》の先にピンクの可憐な花をつけて庭を明るく彩ります。名前から、古くより洗濯に使われたことが想像できます。この植物に含まれるサポニンは水に反応して泡を立て、天然の石けんとして伝統的に利用されてきました。手で揉んだ葉や根を水に入れ20～30分ほどグツグツ煮ると泡が出て石けん液となり、布など繊維類をこの液につけて洗濯します。中世には洗濯場でもあった水車小屋のそばに、この植物が植えられていたとか。殺菌効果もあるということで、毛を刈り取る前の羊もこの液できれいに洗われたといわれます。織物が得意だった魔女は大切な布をこのソープワートで丁寧に洗濯したにちがいありません。

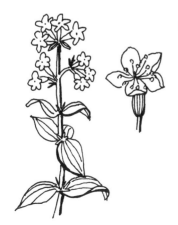

今日でも伝統ある貴重なタペストリーやデリケートな織物は、繊維を傷めないソープワートの液で洗うそうです。

また、その液は内服すると呼吸器系および消化器系を穏やかに刺激するともいわれ、去痰や下剤として利用されましたが、大量に用いるとかえって害があるともいわれます。そのほか、湿疹やニキビ、腫れものなどの皮膚疾患によいとされ、サポニンの抗炎症作用のため、痛風やリウマチの治療にも効果があるといわれます。

ペニーロイヤル ◇-◇ Pennyroyal

メグサハッカ
Mentha pulegium L.
シソ科

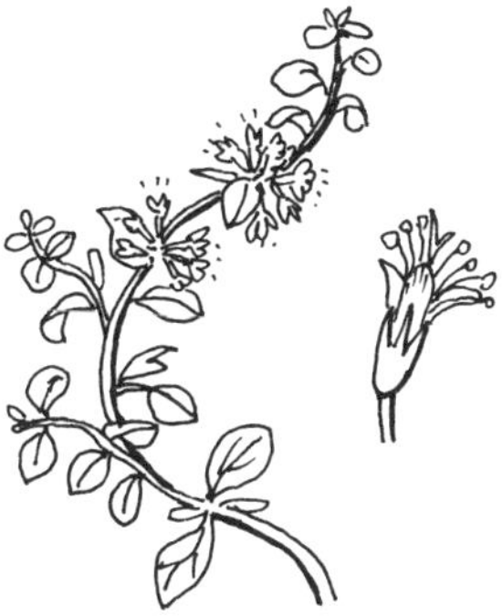

ノミ取りの防虫ハーブ

数多いミントの仲間で、そのなかでも比較的小ぶりです。明るい緑色の小さい葉はハッカ油を含み、ミント独特の清涼感あふれる強い香りがします。夏にかけて、節ごとに葉を囲むように咲く淡いピンクの花は、まるでボンボン飾りのようにかわいく可憐です。魔女はその葉で軟膏を作って塗り薬にし、新鮮な葉は直接皮膚にすり込んでノミやブユ、蚊などの虫除けにします。また、家畜の敷きわらに混ぜたり、袋に入れて衣裳戸棚に下げたり、飼い猫の首輪やクッションに入れて駆虫に役立てます。抽出液やハーブティーは、昔も今も消化剤・消毒剤として、また、食欲を増進し、活力剤として利用されますが、幼児やペットへの服用や、大量の服用は中毒死の恐れがあるので要注意！

ルー ◇-◇ Rue

ヘンルーダ
Ruta graveolens L.
ミカン科

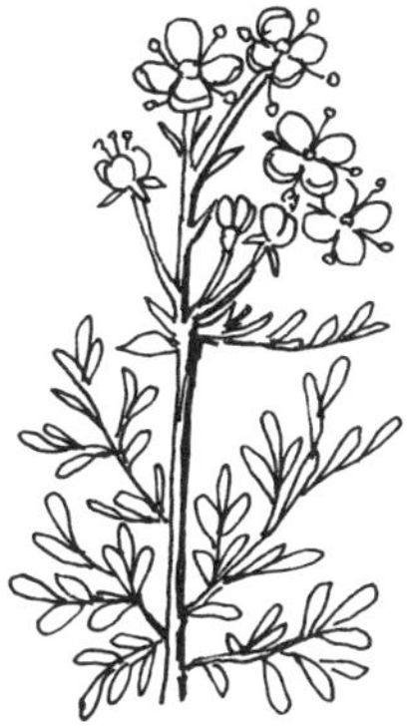

食料庫の守り草

丸みを帯びた灰緑色の美しい葉は細かく切れ込み、わずかな風にも軽やかにそよぎます。初夏には黄色の小さな花をつける繊細で可憐なハーブですが、葉をちぎって噛んでみると口いっぱいに苦味が走り、柑橘系の野性的な強い香りが広がります。古くから神聖な力をもった植物と信じられ、魔除けや邪眼除けとして戸口に下げたり首にかけたりしました。

また強力な殺菌薬として法廷や公共の場で散布し、伝染病の解毒や予防、ペスト予防薬、消毒剤、殺虫剤として利用されました。魔女は植物が害虫にやられたとき、ルーの乾燥粉末をふりかけ、乾燥小枝は食料庫に下げてハエから食料を守ります。

強力なので妊婦は使用してはいけません。

パワーを上げる夏至のハーブ

　昼の長さが最も長い夏至の日。魔女は太陽の最強の時として髪に花々を飾り、マグワートのベルトを巻いて大きな火を焚き祭ります。夏至の火は喜びと感謝の火。火の周りで踊り、火の上を跳びます。火炎を跳ぶことは、体と心を浄化し健康をもたらし、畑に豊穣をもたらすこと。太陽のエネルギーと力が最大な、夏至の薬草集めの日でもあります。

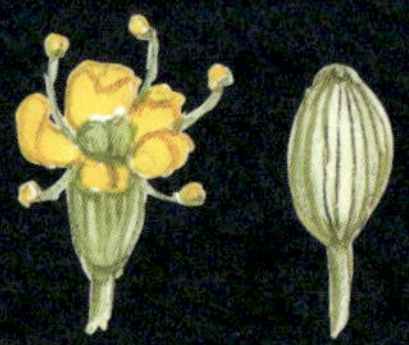

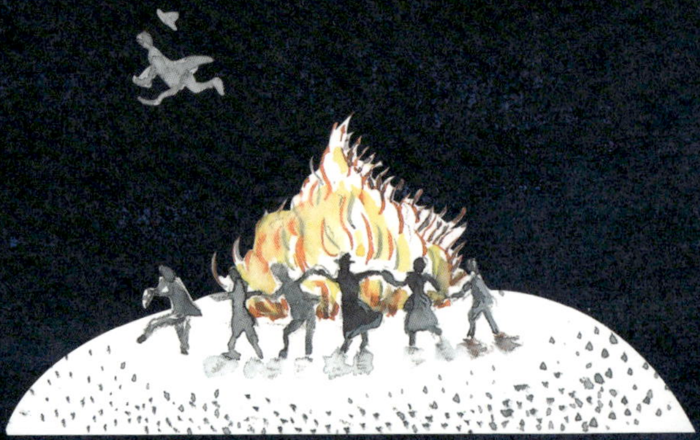

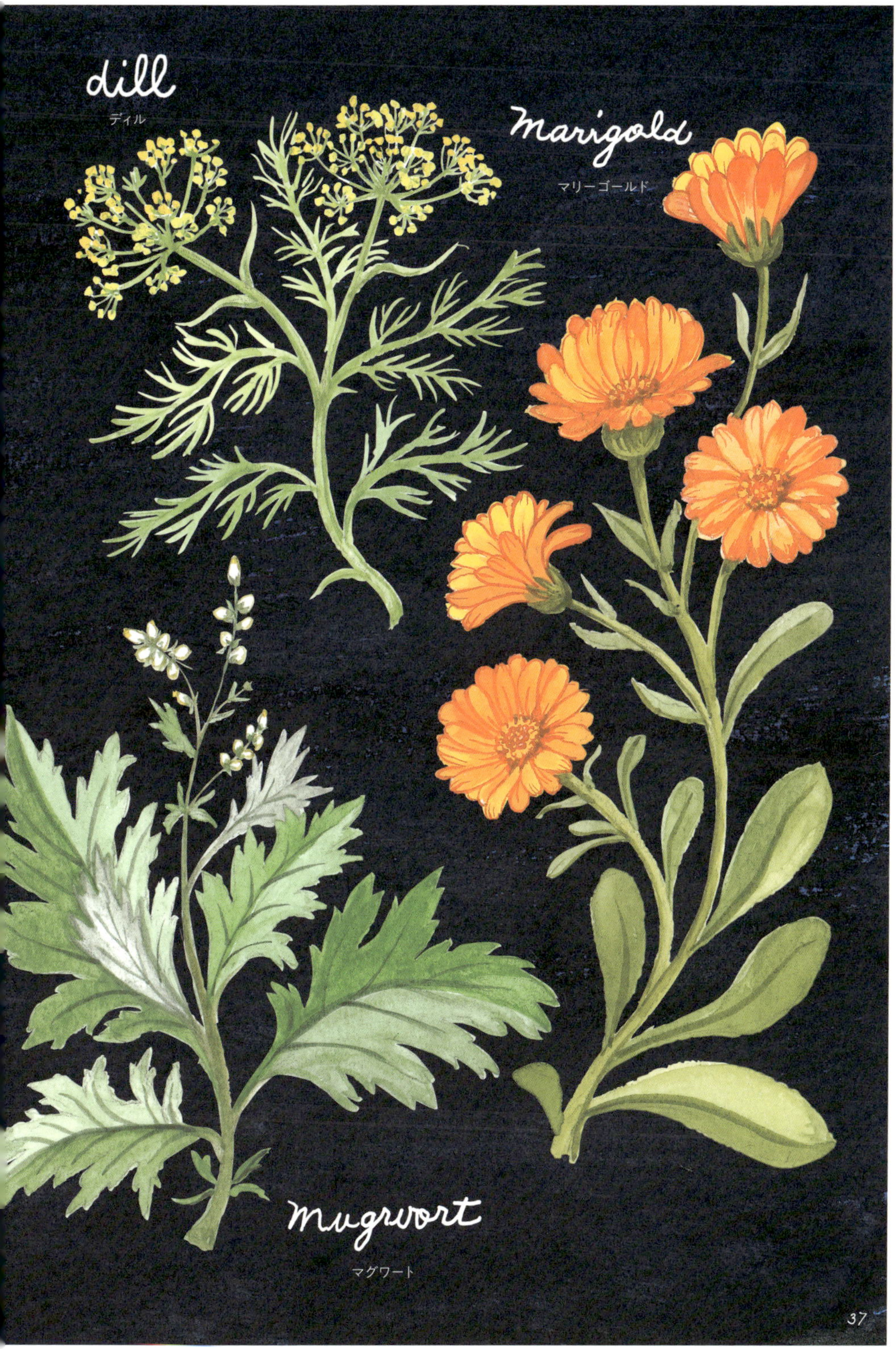
dill
ディル
Marigold
マリーゴールド
Mugwort
マグワート

マリーゴールド ⟡ Marigold

キンセンカ
Calendula officinalis L.
キク科

心と魂を元気づける太陽のハーブ

丸みを帯びた長い葉は淡い緑色、初夏から咲きはじめるオレンジ色の花は太陽の輝きそのもので、パワフルな彩りは庭に明るいアクセントを添えます。変種が多く、薄い黄色から濃いオレンジ色まで花色も種々ですが、鮮やかなオレンジ色が最も有用で価値があります。学名の*Calendula*は、ラテン語の「毎月＝calendae」に由来し、月の第１日目に花を咲かせるため花期の長さがわかります。

花弁にはピリッとした辛味があり、サラダ、チーズ、スープ、シチューに特有の味とパンチを加えます。高価なサフランの代用として、米飯、ケーキ、プディングの黄色の色付けに便利です。花弁の抽出液は発汗を促すため、古くから「心と魂の慰め」といわれ、心身ともに元気づけます。魔女は、太陽が最も熱く強い光を放つ正午に摘んで、そのパワーを最大限に引き出します。花の抽出液には防腐・殺菌効果もあって、魔女は軟膏を作り、やけどやしもやけなど皮膚疾患に役立てます。

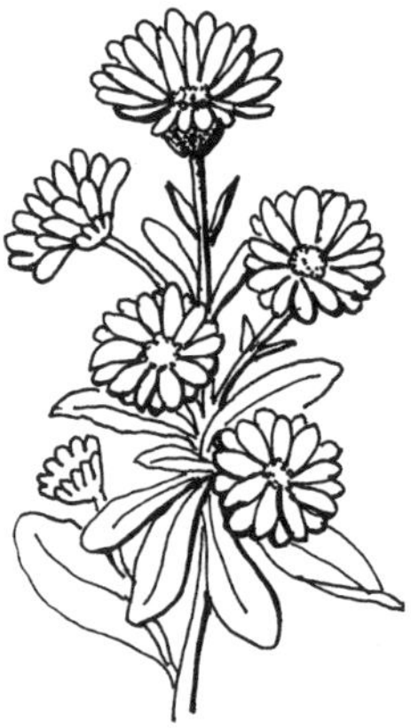

日の出とともに開花し、日中は常に太陽に顔を向け、日没に花を閉じる日向性から、太陽をひたむきに慕う「不変の愛情」の象徴として、愛のお守りや恋占いに使われます。少女が素足で花びらに触れると、鳥の言葉が解り、花びらをベッドの下に撒いて眠ると予知夢を見るという俗信もあります。

＊calendaeはカレンダーの由来でもあります。

ディル ⟡ Dill

イノンド
Anethum graveolens L.
セリ科

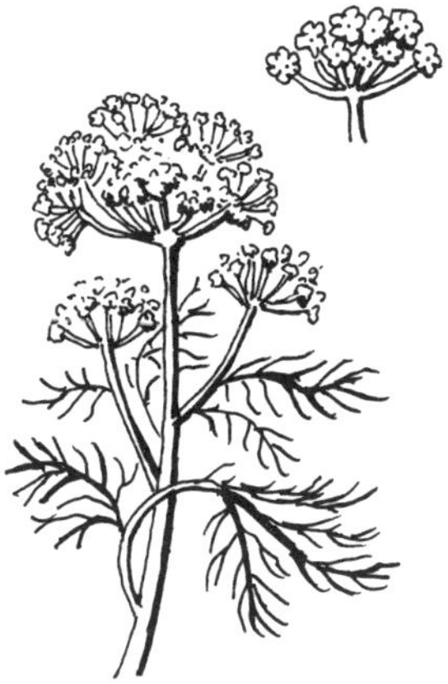

夏至の薬草集めに欠かせないハーブ

明るい緑色の葉は糸のように細く、わずかな風にもふわふわと反応し、真夏に開花する黄色い花は、線香花火のように四方に広がり繊細で豪華です。昔から魔除けとして、また、魔女が呪文や魔法をかけるときにディルの力を借りたと伝えられます。種子は温かみのある濃厚な風味と芳香があり、甘味を帯びた爽やかな香りは素材の味をまろやかにするため、肉や魚はもちろん、卵や野菜料理、ピクルスの風味付けに、パンや焼き菓子などに昔から使われてきました。魔女は葉を細かくちぎってキャベツやカブ、カリフラワーなど茹でた野菜にふりかけ旨味とパワーを引き出します。古代ノルウェー語「なだめる」の語源のとおり、赤ん坊の腹痛や睡眠薬として使われるなど、おだやかな鎮静作用もあります。

キャベツとの相性がよいので、魔女は一緒に栽培します。

マグワート ⟡ Mugwort

オウシュウヨモギ
Artemisia vulgaris L.
キク科

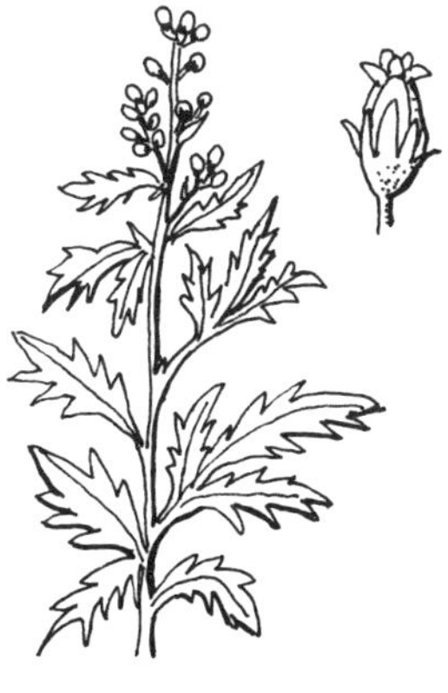

夏至祭のベルト草

幅広の葉は深い切れ込みがあり、表は濃い緑色、裏は銀緑色で、風が吹くとひらひらと表裏のコントラストが美しくなびきます。その葉は常に北方を指して磁力が強いといわれ、古くから魔法、呪術に結び付けられました。初夏から小さな薄黄色い花をつけ、全草に強い香りがあります。超能力を引き出し、そのなかに太陽と闇を呪縛すると伝えられる夏至の聖なる植物です。魔女は夏至祭にこの草で編んだベルトを巻き、東西南北の四つの風を着て踊り、火の上を跳ぶと伝えられます。薬効が高く、昔から主に女性に用いられ、月経の正常化や消化器系、肝臓によいとされます。しかし、妊娠中の使用は流産の恐れがあるため避けます。また伝統的に、惚れ薬や愛のミックスハーブにも利用されてきました。

column　魔女と動物　庭編

魔女のまわりにはいつも、なにかしら生き物がいます。それらの生き物は人には感じえない繊細で敏感な感性の持ち主で、魔女にさまざまなことを暗示します。彼らの超人的感覚を通して、魔女は天候の変化や、これから起こるかもしれない事態を知ることができます。魔女に予知能力があると思われたのは、そのあたりからきているのでしょうか。

魔女の身近にいる動物といえば、黒猫、カラス、フクロウ、コウモリなどが思い浮かびます。これらの生き物の共通性は、暗い夜に活動する夜行性か、肢体が黒いのが特徴です。動きは俊敏かつ優美で、その表情と行動は謎めいた神秘性を帯びています。そのうえ、どこかうさん臭い。

それは誰もがイメージする魔女の姿と合致します。だからこそ古くから魔女とセットで考えられてきたのでしょう。そんなミステリアスで魅力ある生き物と魔女の秘密の歴史を少しのぞいてみましょう。

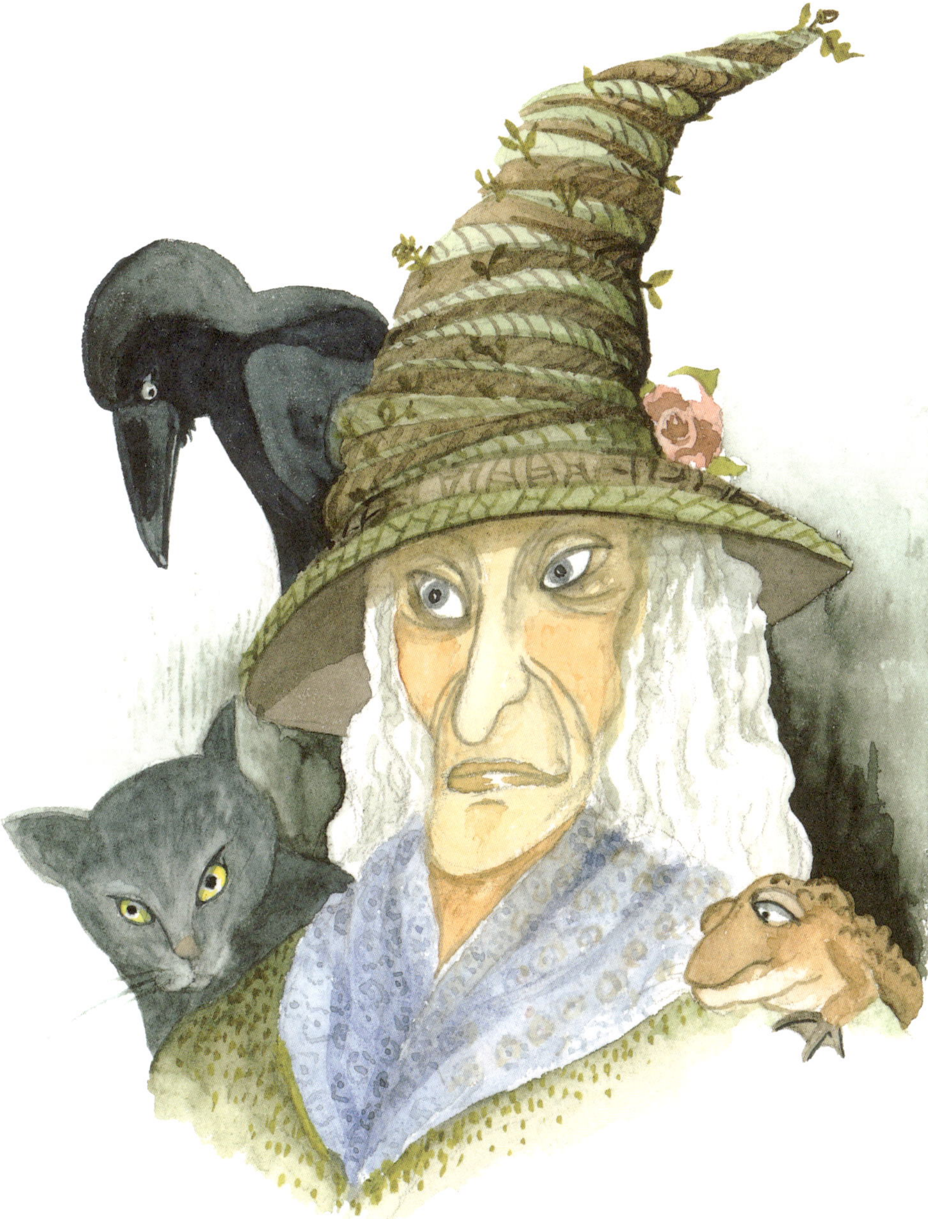

相棒でもある黒き生き物たち

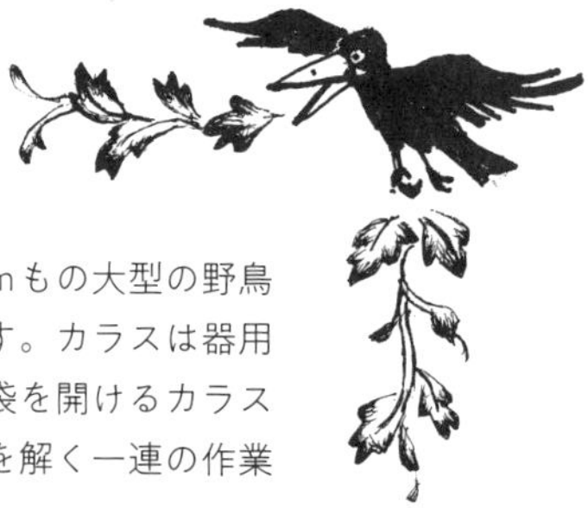

光と闇の象徴、カラス

くちばしから足の先まで全身真っ黒、翼を広げると約１ｍもの大型の野鳥で、鋭いくちばしとかぎ爪は、近くで見るとギクリとします。カラスは器用で頭がよいことで知られます。以前、出勤途中、ビニール袋を開けるカラスを見たことがあります。袋を突き破るのではなく、結び目を解く一連の作業に目を見張りました。

カラスは闇を思わせる漆黒の姿と、動物の腐肉を食らうことから、古代より世界各地で死に関わる不吉な鳥と見なされ、多くの神話に登場します。ケルト神話では戦場の女神モルガンの象徴で、女神はワタリガラスの姿で現れ運命を警告します。「偉大なる女王」とも呼ばれ、強力な性と豊穣の神です。ケルトでは死は生につながると考え、死は同時に復活をはらんでいます。北欧神話では戦いと死をつかさどる大神オーディンの肩に、２羽のワタリガラスがとまり、世界中を飛びまわって、この神にさまざまな情報を届けると伝えます。薬草を使い、産婆、葬式女であって、常に生と死に関わる薬草女は「死の使い」カラスと関連し、いつしか「魔女」と呼ばれたのでしょう。

また、古代ギリシャでは太陽神アポロに仕え、中国では太陽の黒点はカラスであり、太陽と地上を行き来する鳥といわれます。真っ黒なこの鳥は、意外なことに光り輝く太陽の象徴なのです。

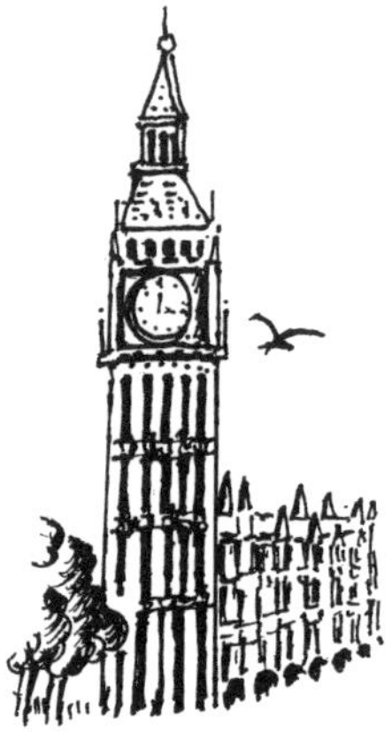

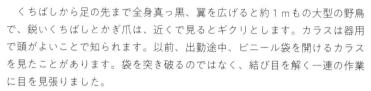

ロンドン塔の秘密

イギリスのロンドンにはカラスにまつわるこんな話があります。古代ブリテンの守護神ブランはワタリガラスを印とし、今でも人々から絶大な尊敬を集めています。彼の首はロンドン塔の下に埋葬されたため、ロンドン塔ではワタリガラスを飼ってます。「塔からカラスがいなくなるとき、英国は滅亡する」と伝えられ、カラスの羽は切られて飛べないようになっているそうです。

魔女と黒猫

魔女の傍らにいつも寄り添っている黒猫。薬草調合の机の上に、魔女鍋のかまどの横に、魔女がお出かけするほうきの後ろに、いつでもお伴します。

猫足という言葉がありますが、猫は音もなく歩き、いつの間にか足元にいたりしてギクリとすることがあります。昼間はのんびりおとなしく寝ていても、夜、暗闇に光る目で自由に歩きまわり、光の強弱によって瞳は大きくなったり小さくなったり、月の満ち欠けのように変化します。そのため月の女神や月と関連して、夜の生き物と考えられます。人の心を読むようなミステリアスな表情。その動きはしなやかで優美である反面、ひとたび獲物を見つけると野生の荒々しさと残酷さを発揮し、容赦はありません。そして、どこか美しい悪女を思わせます。

つかみどころのない得体の知れぬ存在は、人を不安にし、いつしか闇の世界への想像が膨らみます。フランスでは魔女は猫に変身し、ベルギーでは魔女の使いと信じられ、魔女狩りが盛んだった中世、猫は忌み嫌われました。

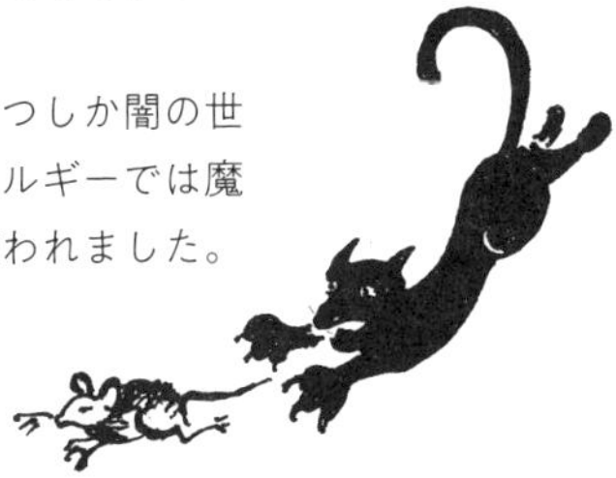

ベルギーの猫祭り

ベルギーのイーペルという町は昔、毛織物が盛んで、織物をネズミから守るため猫が複数飼われ大切にされました。ところが毛織で豊かになった人たちを妬んで、彼らがキリスト教に背いて猫を尊んでいるとの噂が流れました。その町の伯爵は、そうでない証しに高い塔から猫を次々と投げ殺したそうです。それが現在も続くベルギーの「猫祭り」の起源です。しかしその結果、ネズミが増えて、ペストが蔓延したと指摘する人もいます。

キリスト教社会が築き上げられる以前、猫は高い位置にあった時代もありました。北欧神話では生と死を支配する美神フレイアを乗せる二輪車は２匹の猫が引いています。古代エジプトでは猫そのものが神で、猫の頭をした女神バステスは病や悪霊からの守護、豊穣と性愛、多産のシンボル神です。

猫の予知能力

筆者が18年間、一緒に暮らしたムーンという名の黒猫は、状況観察が極めて鋭く、その情報と感覚をすべて記憶し、家人ひとりひとりの性格と行動を把握して、自分の位置と行動を絶妙に見定める素晴らしい能力を持ち合わせていました。

帰宅すると玄関に必ず待っています。それなのに「お帰りなさい」の嬉しそうな態度は微塵も見せず、犬のブルドッグが一瞬遅くバタバタと出迎えるころにはするりと身をかわし、犬を一瞥して優雅にソファに座っています。魔女もまた猫の観察力と予知行動を高く評価していたはずです。魔女のお出かけ時は魔女より先にちょこんとほうきに乗って、飛び立つ呪文を待っていたことでしょう。

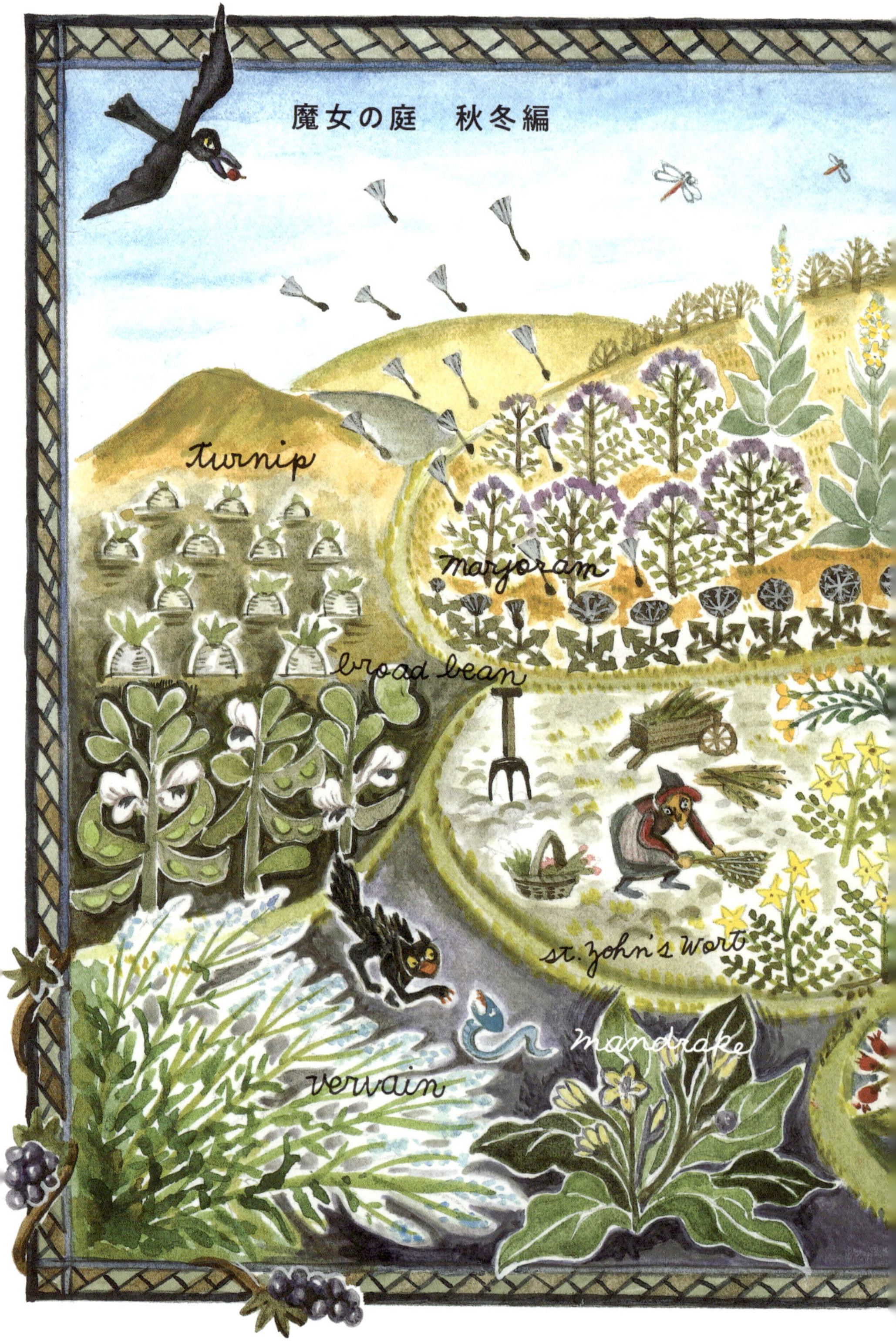
魔女の庭　秋冬編
turnip
marjoram
broad bean
st. John's Wort
mandrake
vervain

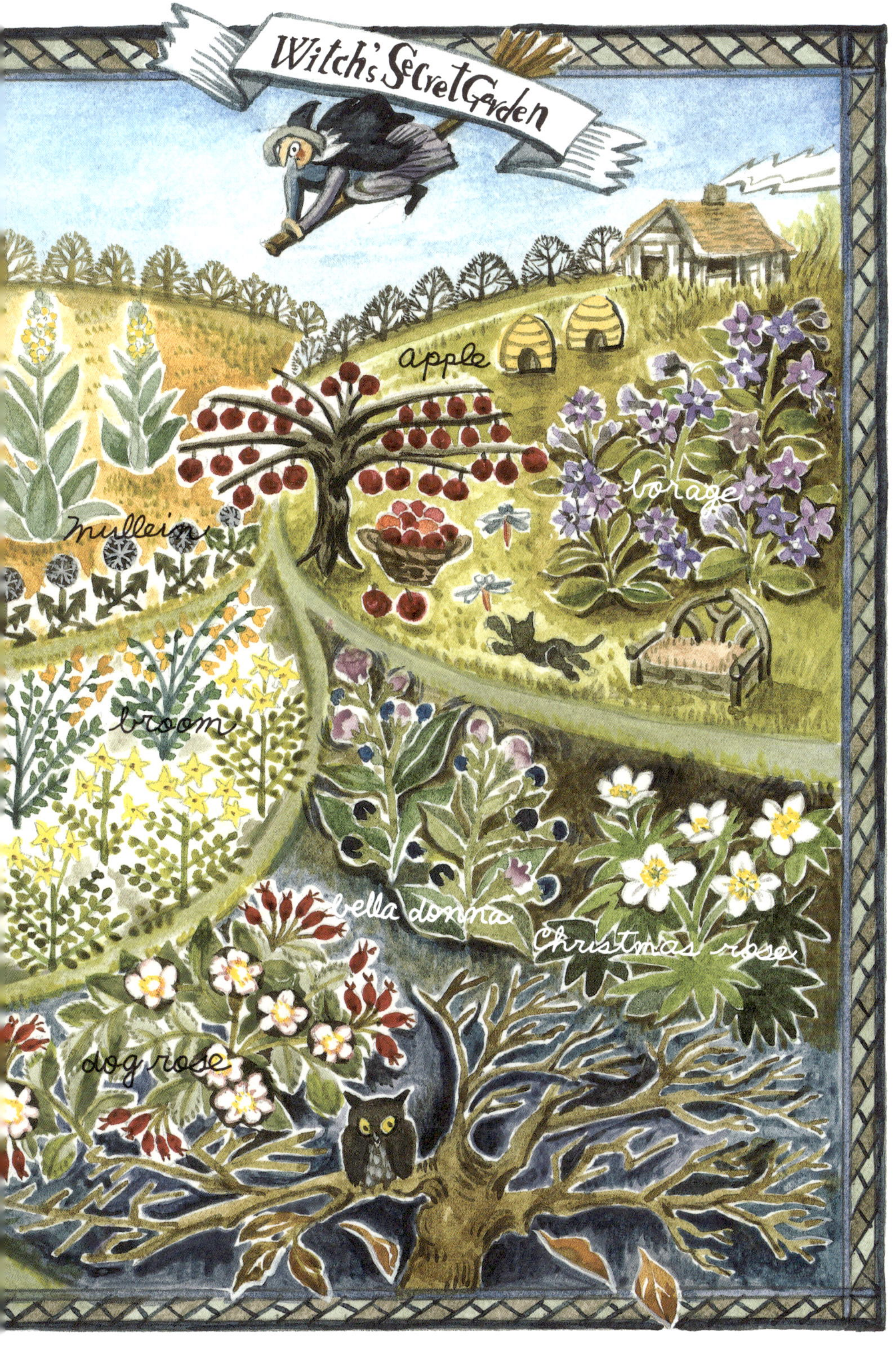
Witch's Secret Garden
apple
borage
mullein
broom
bella donna
Christmas rose
dog rose

太陽が最も長く、力強く輝く夏至を境に、

光の時間は日ごとに短くなり、

魔女の庭は一種の物悲しさをたたえ、

秋の実りと冬支度の時を迎えます。

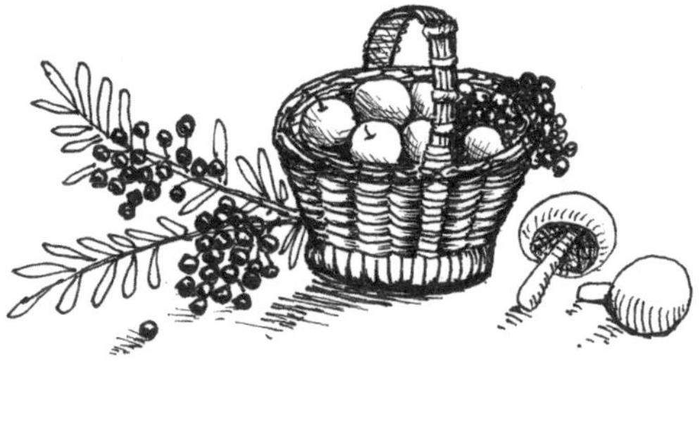

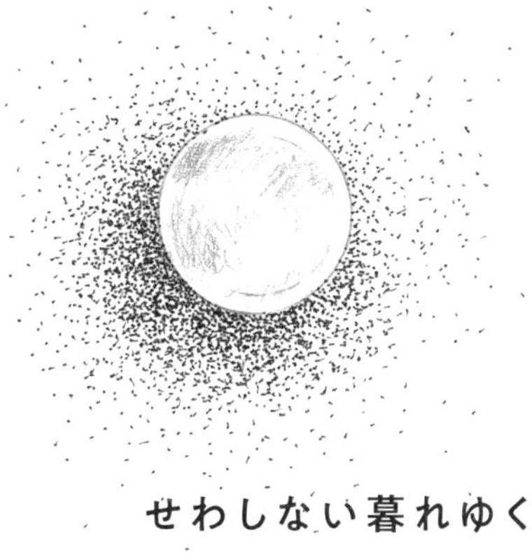

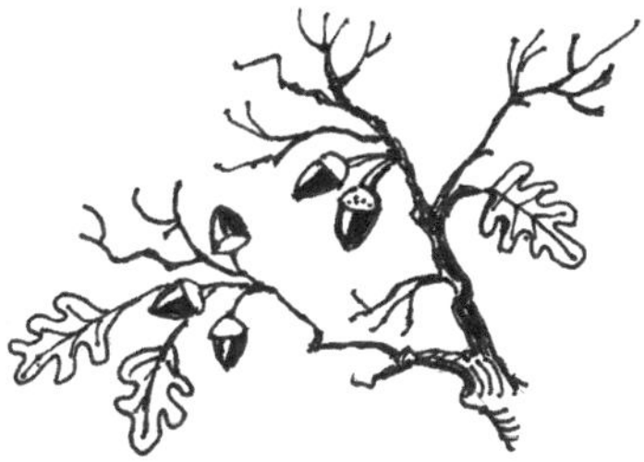

せわしない暮れゆく季節への準備

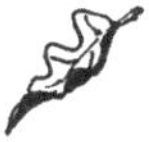

太陽の恵みをいっぱいに受けて、このあいだまで青々と葉を茂らせ華やかに咲き乱れていた花々。むせかえるような香りのオーラをふりまき、太陽の季節を謳歌していた魔女の庭の植物たちも、陽光のエネルギーが弱まるにつれ、葉を落とし、実を結ぶ“暮れゆく季節”の準備にかかります。

ヘビやカエルは冬眠のための食料確保に忙しく、鳥たちは夏羽から冬羽に生え替わり、自然界はきたるべき厳しい冬の準備に入ります。魔女もまた秋の収穫に追われます。植物の収穫は月が満ちているときより、欠けていくときのほうが害は少ないことを知っている魔女は、月齢に従って植物を刈り取り、束にして乾燥させ、薬用と食料用とに分けます。薬用は症状別に分類し、すぐ取り出せるように整えて管理します。収穫を終えた土は再び鋤き返し除草して、鶏の糞や、焼いたわらの灰を撒き、栄養を与えて休ませます。リンゴやベリーのさまざまな木の実は、今や黒く、真っ赤においしそうに色づき、摘まれるのを待っています。収穫した果実類をコトコトとゆっくり煮詰めてジャムを作り、酒を造り食料棚に並べます。野菜は酢漬けや塩漬けにして、または乾燥させて食料庫を満たします。

その年最初の作物は、たくさんの収穫を与えてくれた神々に捧げ、魔女は感謝することを忘れません。

これからの時期は、太陽の衰えとは反対に夜空の月は冴えわたり、夜のエネルギーは強まっていきます。魔女たちは内なる自分を見つめる季節の到来に、家のなかを清めて身のまわりを整え、悪習を断ち切り、自分自身を簡素にきれいに保つことを心がけます。これからの季節は光の時間は少なく、庭は休息期となります。反して闇の時間は多くなり、エネルギーは外よりもなかへ向かいます。

魔女は季節の周期に自らを調和させ、深く瞑想して自分自身の潜在的力や可能性を探求することに努めます。

冬の深い時期は、一時的に庭を妖精や精霊に預けます。

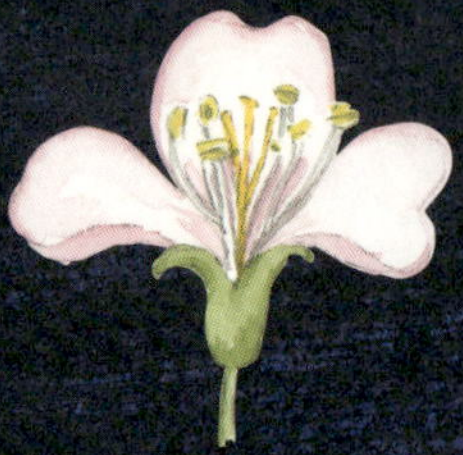

異界との境界にある植物

　強い夏の日差しは和らぎはじめ、季節は実りの時期へと移行していきます。魔女たちは天の恵みに感謝し、大地をたたえ祝福し、翌年、再び恩恵が得られるよう祈ります。実り豊かなこの季節は自然に分け入り、大地の精霊の声に耳を傾け、自分自身の実りに集中し、きたるべき不毛の季節への心の準備をします。

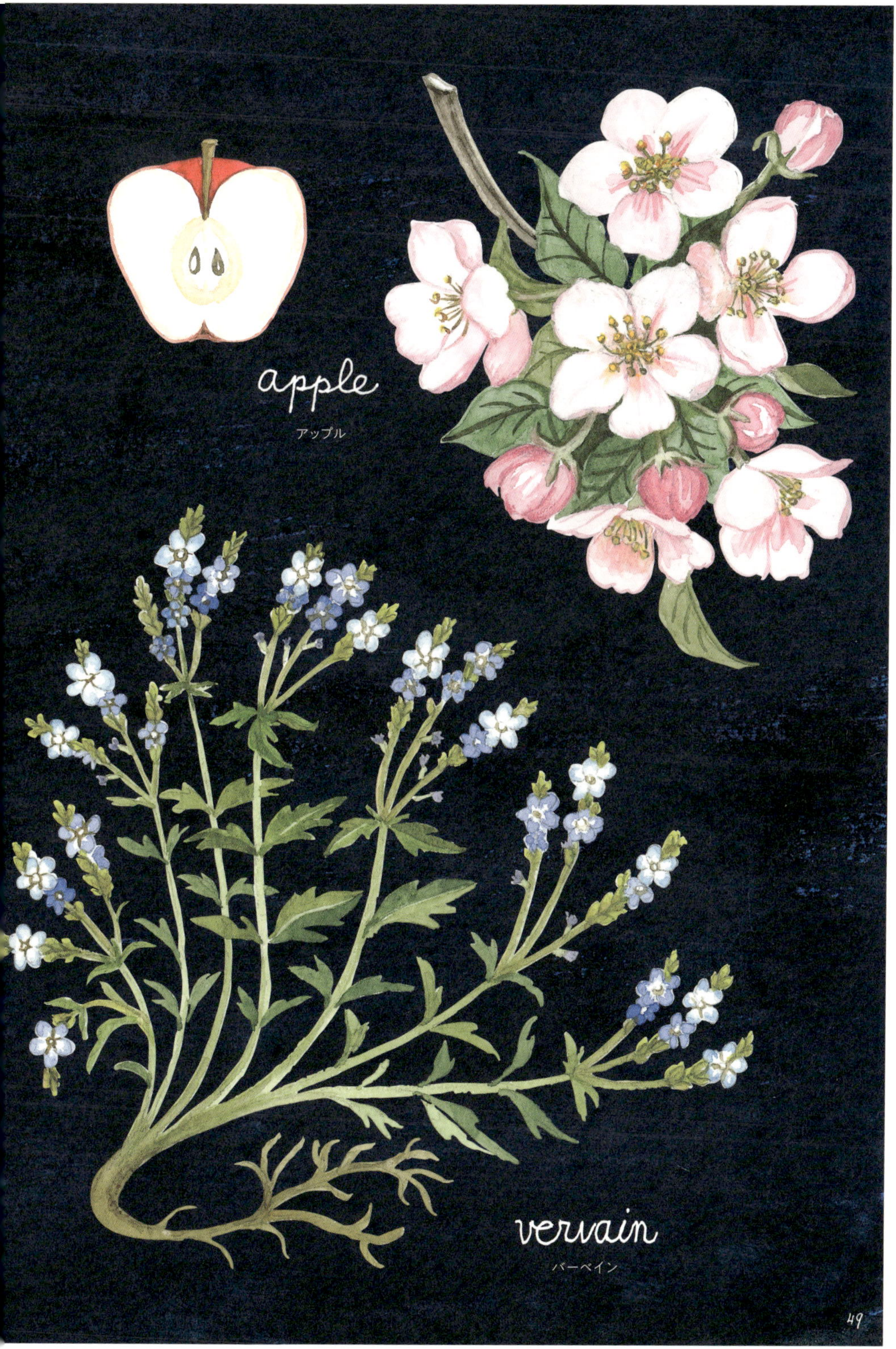
apple
アップル
vervain
バーベイン

バーベイン ⟡ Vervain

クマツヅラ
Verbena officinalis L.
クマツヅラ科

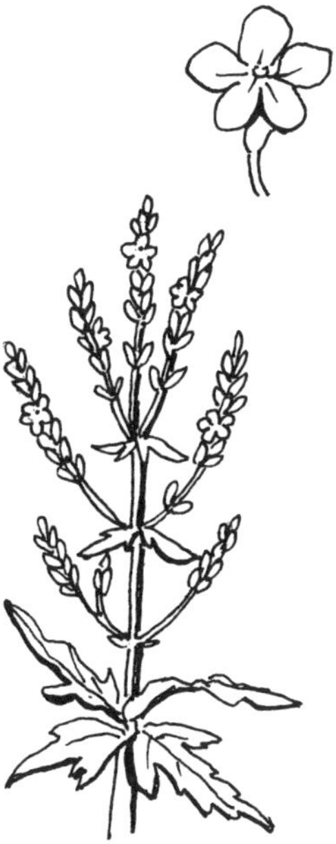

異界への道を清める聖なる草

濃緑色で切れ込みがある葉は対生で、長く伸びた花穂の先に、初夏から薄青色の小さな花を咲かせる多年草。「祭壇を飾る草」の意味があり、古くから宗教や呪術に用いられ、異界への入り口を清める聖なる草です。古代ギリシャ、ローマでは神事や占いに用い、草の汁を体に塗ると、未来を予見し、願いが叶い、敵と和解し、病を治すことができると信じられました。古くから薬草として喉の腫れ、肝臓病、犬・蛇・毒蜘蛛の咬傷、生傷、婦人病、媚薬や催淫にも活用されました。

現代の研究によれば、炎症を抑え、神経系を強壮し、うつ状態を緩和することが証明されています。

魔女は秋、バーベインの根をルグスの季節に掘り起こします。「太陽も月も照らないとき」、つまり新月か下弦の月のとき、太陽が昇る前に採取します。掘る前に鉄の棒で草の周りを反時計回りに（東から西に向かって）円を描き、はちみつで大地をなだめ、許しを請います。「魔女のごった煮」には欠かせない草なのです。古代ローマ人は清め草として流血の後の地面にバーベインの汁を注ぎ、産床や死の床を浄化するのに用いました。金持ちにしてくれる、幸せになるということで、お守りとして乳児のゆりかごにも吊るされました。また、バーベインを異性に贈ると、「あなたは魅力的だ」「あなたに魅了された」という意味で、求愛のしるしとなりました。

＊ルグスの季節

魔女の暦では８月１日は収穫祭「ルナサの祭り」で、１ヵ月に及び、その期間をルグスの季節とします。ケルトの光の神ルーを讃え、豊かな実りを与えてくれた神に感謝する時期です。

アップル ◇—◇ Apple

リンゴ
Malus pumila Mill.
バラ科

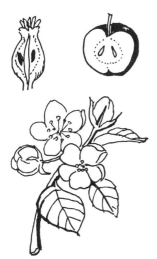

伝説の魔法の果実

晩春に咲く薄紅色を帯びた白い五弁の花は、甘い芳香を放ち、喜ばしい季節の到来を告げます。葉は先がとがった楕円形。秋には紅く堅い実を結び、魔女たちの冬の貴重な食料となります。魔女は翌年の豊作を願って果実をひとつ木に残し、妖精に捧げます。真紅に熟したリンゴは西に沈んでいく太陽で、深遠、異界、妖精と先祖と神々への道のりの象徴です。冬、不毛の季節に健康を保つと同時に、死者への供物として大切に保存します。リンゴの皮には浄化作用があり、果肉にはビタミンやミネラルが豊富に含まれ、胃の不調や腎臓病、腸内感染症、高血圧、痛風、気管支疾患に効果的で、古くから健康食や予防薬として食されています。古代ギリシャでは愛と美の女神ビーナスのシンボルです。

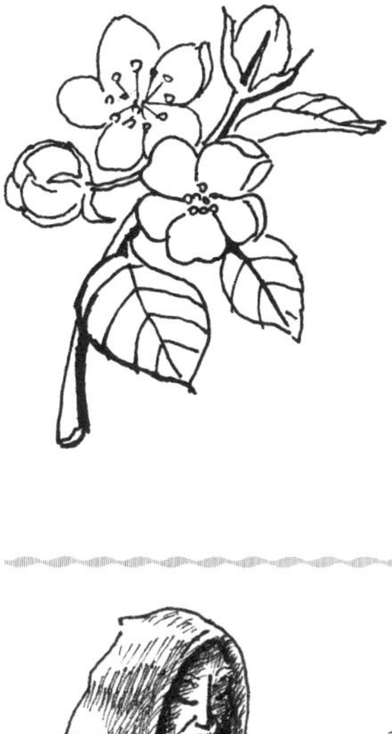

死者への供物、リンゴ

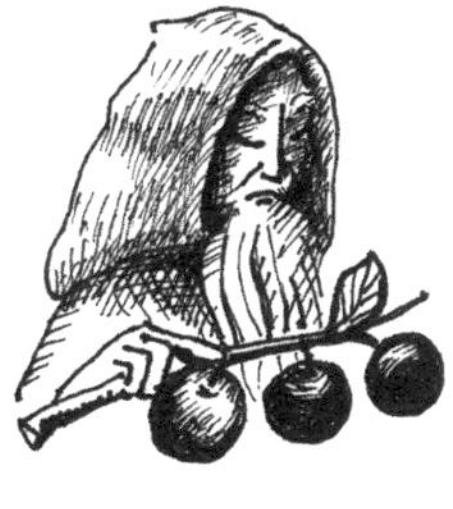

11月１日のサーオイン（ハロウィン）は魔女の正月で、先祖を迎える大切な祭りです。異界はリンゴがたわわに実る楽園で、異界からの来訪者はリンゴの枝を携えてくると伝えられます。リンゴは英知と愛と豊穣の象徴で、祭りの重要な供物となります。祭りの終わりには余興として、むいたリンゴの皮で恋占いをしたり、水にリンゴを浮かべてゲームを楽しみます。

秋のメランコリーを吹き飛ばすハーブ

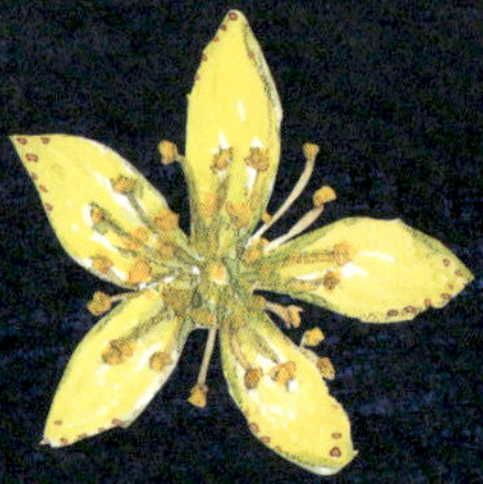

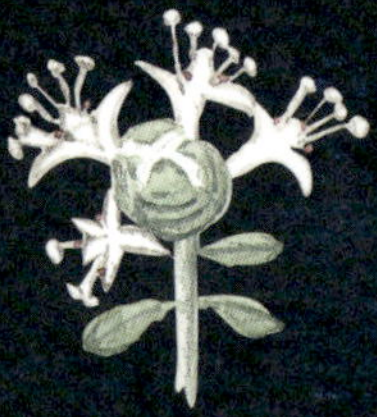

光の時間は日ごとに短くなっていき、植物は実や種を結び、木々は葉を落とします。

夏の思い出が光の輝きとともに薄れていくと、人は悲しい気分に陥りやすくなります。

秋は感情の時、悲しみの時でもあります。そんな憂鬱な気分を魔女はハーブの力で払拭し、きたるべき冬の厳しい時期に備えて心を強化します。

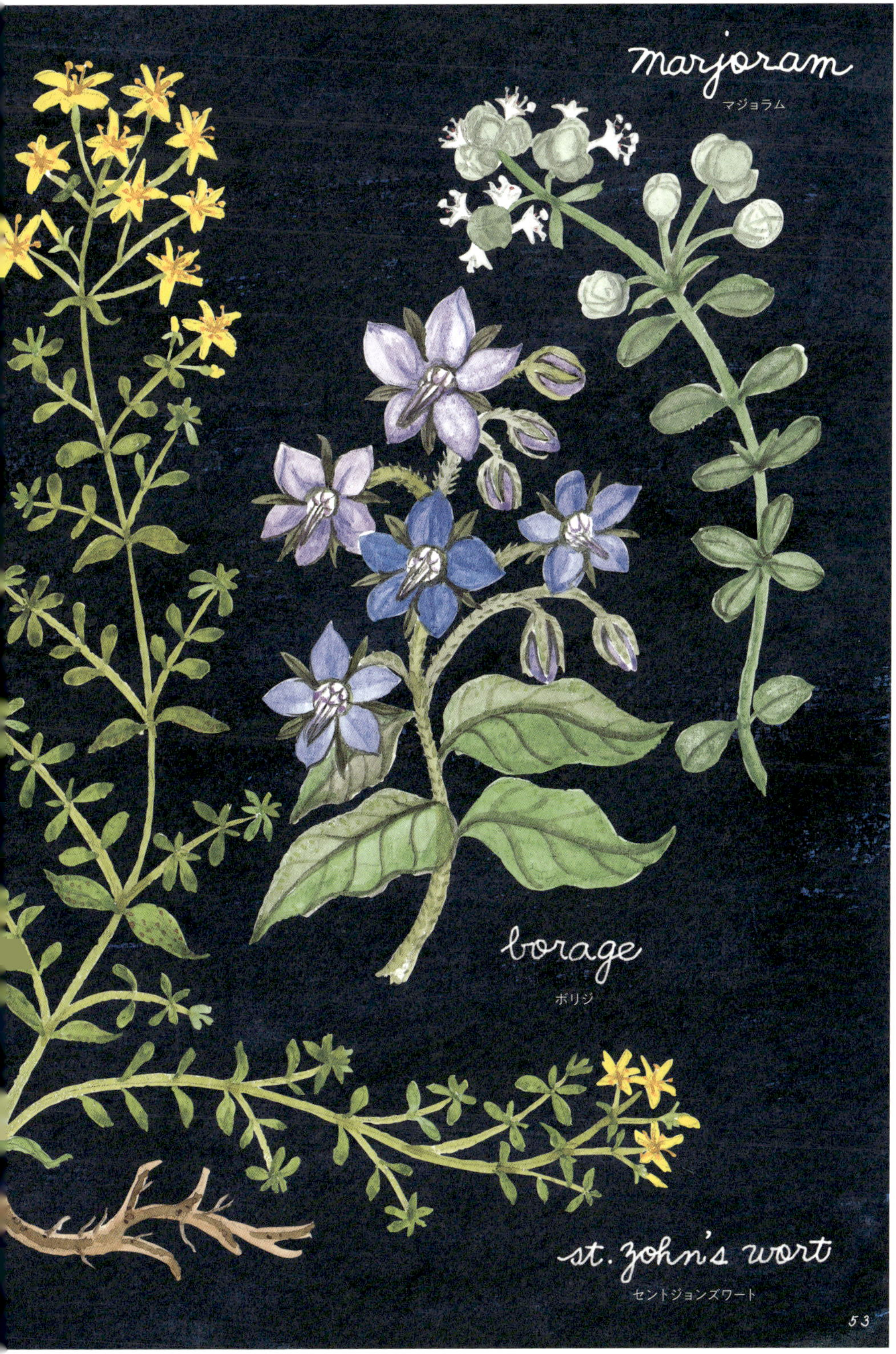
marjoram
マジョラム
borage
ボリジ
st. john's wort
セントジョンズワート

セントジョンズワート ⟡ St. john's wort

セイヨウオトギリソウ
Hypericum perforatum L.
オトギリソウ科

太陽神に捧げる草

明るい緑色の小さな葉は対生し、背丈は40～60cmくらいに生育します。夏から咲く星形の黄色い花は、中心から多数の雄しべが突出し、太陽が輝いているように見えます。そんなことから、ヨーロッパでは古代より太陽神に捧げられました。葉と花びらに小さな赤黒い斑点がありますが、これは悪魔がこの草の匂いが嫌いなため、針で刺した痕だと伝えられています。血を思わせる赤い斑点のせいか、血なまぐさい伝説が多く、英名では、サロメの命令で首をはねられた聖ジョンの名が冠されています。根にも赤い斑点があり、これは聖ジョンが首をはねられた日（８月27日）に必ず現れるといいます。日本名ではオトギリソウ（弟切草）で、西暦100年ごろ、門外不出の傷の秘薬であるこの草の名を、弟が他人にもらしたことに兄が怒り、弟の首をはねたことに由来します。花びらを白い紙に押しつけると花びら形に赤い斑点がつきます。

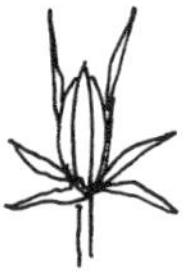

魔女は真夏、先端の葉と花を摘んで１ヵ月間オイルに漬け、傷の常備薬とします。とくに夏至の陽の光にかざしたオトギリソウは、魔除けの力が大きいので貴重品。このオイルは打ち身、切り傷、捻挫によく効き、十字軍は刀傷の治療に携帯していたとか。ハーブティーは慢性不眠症、咳、うつ病、生理痛に効くので、秋のメランコリーな気分を吹き飛ばすのに役立ちます。

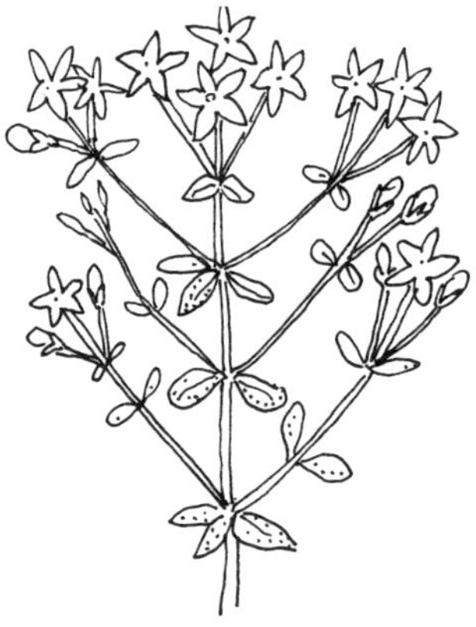

中世には「悪魔を払う地上の太陽」と称されました。

マジョラム ⟡ Marjoram

マヨラナ
Origanum vulgare L.
シソ科

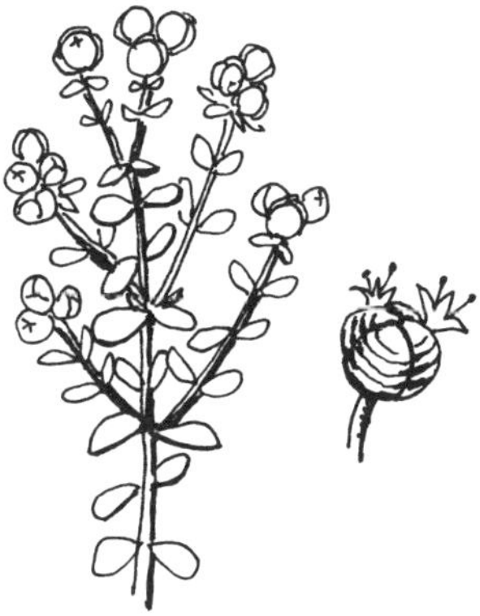

気分を明るくする草

茎はよく分枝して木立状になり、背丈は30～50cmほどで、小ぶりの葉は少しとがった卵円形の美しい灰緑色。特徴は、なんといってもその香りのよさです。葉に触れただけで、温かく甘い香りがあたりに漂い、気分を明るく幸せな気持ちにしてくれます。花は、初夏にかけ、枝端の結び目のようなうろこ状の苞《ほう》におおわれた緑色の球形から、白色の小さな花を咲かせます。古代ギリシャ、ローマでは、愛と美の女神ビーナスがつくり出し、その芳香は女神が手に触れたからと伝えます。あらゆる肉料理からスープやサラダまで幅広く料理に使用され、乾燥後も心地よく甘美な香りが残るので、魔女はバターに練り込んで茹でジャガイモや焼いたパンにつけて楽しみます。ハーブティーは暗い季節の憂鬱な気分を吹き飛ばすのにもってこいです。

ボリジ ⟡ Borage

ルリチシャ
Borago officinalis L.
ムラサキ科

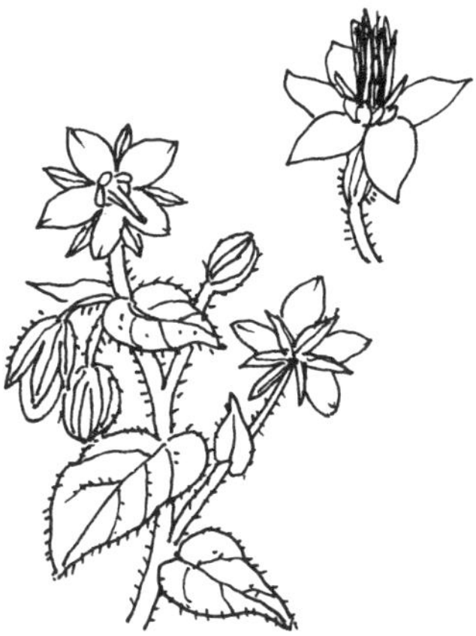

悩み忘れの草

１mくらいまで育つこの植物は、丈夫でしっかりした茎をもち、幅広の葉や花全草は硬い毛でおおわれています。真夏から咲く花は星形で、ピンクからやがて鮮やかな青色に。その美しい青色はいつまでも心に残ります。花の中心から鳥のくちばしのような黒い葯《やく》が突き出し、多数の花粉をもち、ミツバチを引き寄せます。葉と花はカリウムを含む優れた強壮剤で、血液の浄化にも効果的です。新鮮な葉を口に含むと体温が下がるので、解熱剤として風邪のときに使います。また、気分を明るくし、悲しみを払い除くといわれ、「元気と勇気の草」と、プリニウスなど多くの草本家が称しています。魔女は花を砂糖漬けにして保存し、ワインに浸して冬の間の暗い気分を晴らします。

魔女の正月サーオインの夜に

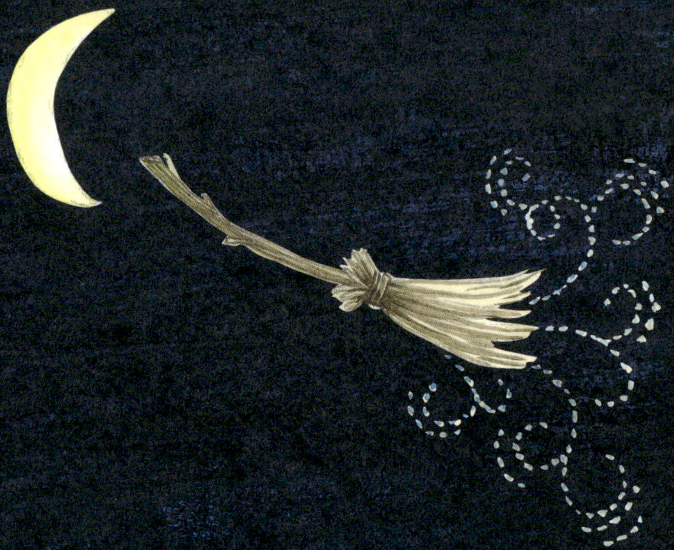

11月1日の魔女の正月は新しい火を灯すことから始まります。10月31日の真夜中、一年間使用していた火を消し、同時に新しい火を灯して新年を迎えます。魔女の正月は異界から先祖が訪れる死者の祭りでもあります。霊が迷わず我が家に来られるよう、カブをくりぬいたランタンに火を入れ丁重に迎え慰めます。霊はそれに応えて現生の人々を祝福し再びあの世へ帰っていきます。いわゆるハロウィンの起源です。

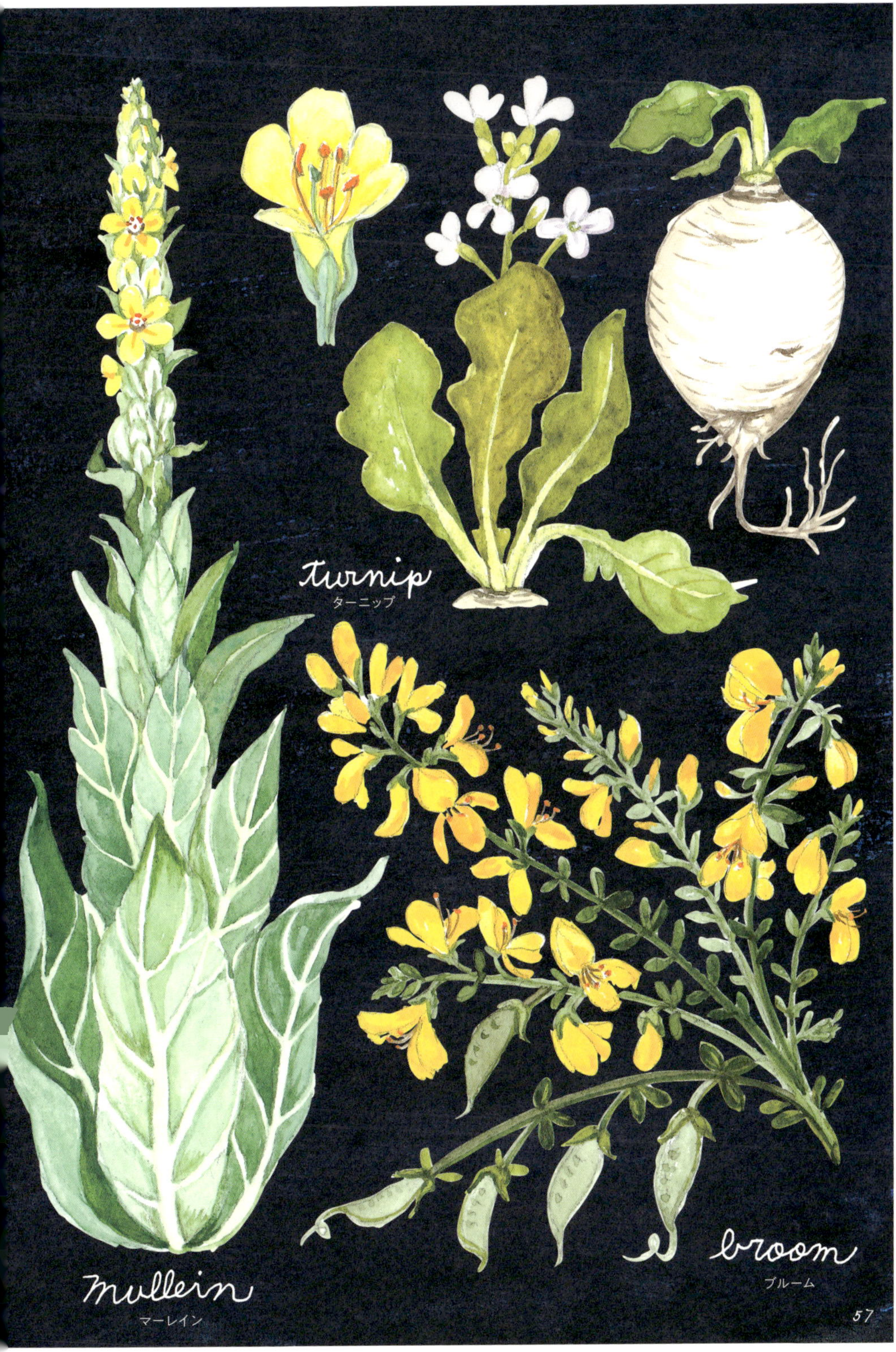
turnip
ターニップ
broom
ブルーム
mullein
マーレイン

マーレイン ◇─◇ Mullein

ビロウドモウズイカ
Verbascum thapsus L.
ゴマノハグサ科

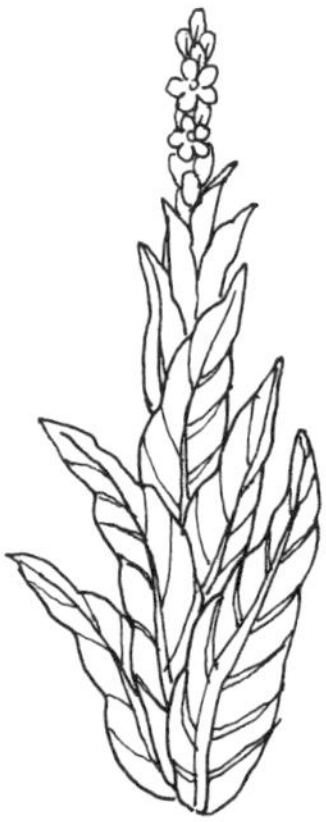

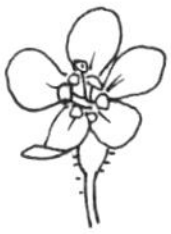

魔女祭りのキャンドルの芯作り

２ｍにもなるこの植物は、まるで燃えるたいまつのように大地からすっくと立ち、ある種異様な姿で人目を引きます。ビロードのように艶やかな銀色の綿毛におおわれた厚い大きな葉は、ロゼッタ（円形）状。花は鮮やかな黄色でオレンジ色の雄しべをもち、初夏から不定期に次々と咲きます。古くから魔除け草として知られ、魔女キルケーの魔法を封じたのはこの草であるともいわれます。この植物には収斂《しゅうれん》作用と軽い鎮静作用、去痰作用があって、葉と花はミルクに浸して咳、気管支炎、喘息、不眠症、下痢、皮膚疾患、抗うつなど幅広く役立ちます。大昔は茎の綿毛をこそげ取って乾燥させ、口火やキャンドルの芯に使用したため「灯芯草《とうしんそう》」「鬼婆のろうそく」の異名をもち、魔女は正月の明かりづくりに使用しました。

ターニップ ◇─◇ Turnip

カブ
Brassica rapa
アブラナ科

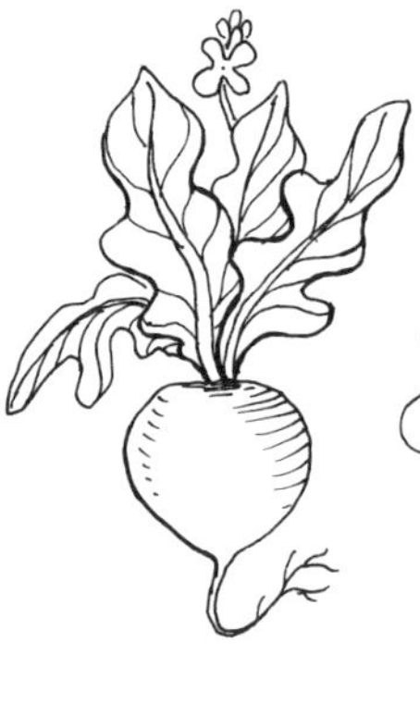

魔女祭り"サーオイン"のランタン

カブは種類が多く、その大きさや色によって100種類近くもあります。歴史も古く、古代ギリシャ人は野菜として食し、「カブほど役に立つ作物はない、その葉の芽は鳥も人も好む。カブそのものは畑の土のなかに貯蔵しておき、そのあとに干すならば次の収穫期までもつ」（『プリニウス博物誌』より）と讃えています。

カブは寒冷地やほかの作物があまり育たないような土地でも栽培できる栄養豊かな食材なので、洋の東西を問わず食されてきました。魔女の庭でも冬場の貴重な食料源とし、また11月の魔女の正月に不可欠なランタン作りに必要です。正月は先祖があの世から我が家へ戻ってくるため、その道しるべとしてカブをくりぬいたランタンはとても重要。魔女の正月の火は聖なるものなのです。

ブルーム ⟡ Broom

エニシダ
Cytisus scoparius L.
マメ科

魔女のほうき草

まっすぐに伸びた長い枝は細かく分かれ、丈夫でしなやかです。最初は枝に小さな葉があり、やがてその葉は脱落して緑色の長い茎が葉の働きをします。初夏にかけて、枝いっぱいに輝くようなふっくらした黄色い花を咲かせ、あたりを明るくします。古代ケルト人はこの花に太陽のエネルギーを感じ、光の神ルーフに捧げ、どんな環境にも強く明るく咲く花の特徴から、逆境においても希望と信念をもち続けることを教えられました。また、この花を粗末に扱うとたたりがあるとも伝えられます。ブルームが鬱蒼と茂る場所、そこが魔女のすみかといわれ、魔女はこの木でほうきを作ります。英名broomは訳すと「ほうき」のこと。魔女に限らずヨーロッパでは古くからほうきを作る材料として使われてきました。しなやかで丈夫で細かい枝は、まさにほうきとして使うには最適です。この木にはスパルチンという成分が含まれ、服用するとふわふわと飛行するような軽い幻覚作用を生むので、魔女の飛行と結び付けて考えられています。実を結んだ豆のさやはやがて黒くなり、真夏にポンッと独特の音を立て破裂し、黒い種をはじき飛ばします。日照りのきつい時、さやはポンポンッとはじけ、その音を魔女は夏の風物詩として楽しんだことでしょう。

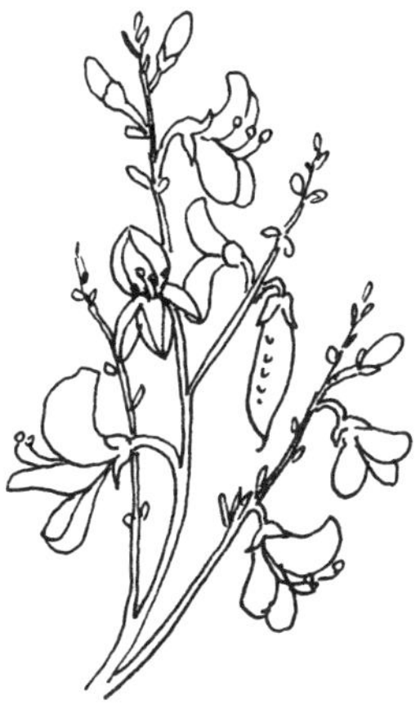

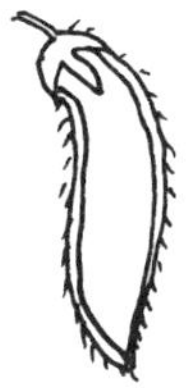

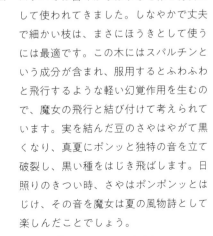

＊服用は決してしてはいけません。

冬への体力づくりに役立つハーブ

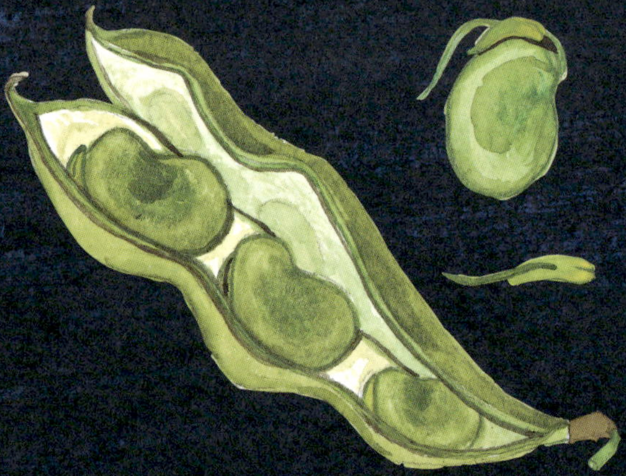

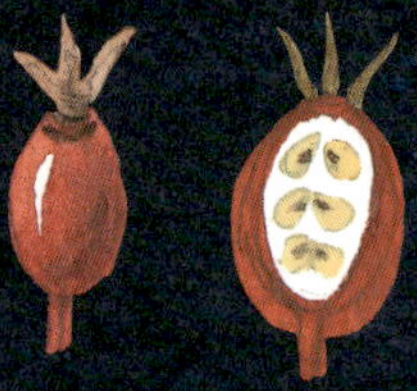

いよいよ到来する厳しい寒さに向け、魔女は冬の準備にかかります。太陽は日増しに弱くなり、冷たい霧が立ち込めて不毛の季節となります。作物を戸外に残すことはタブーとされ、それらの作物は精霊のものとされます。命をつなぐ冬の食料庫を満たすため、防腐剤となるセージを使って塩漬け肉を、果実や木の実でジャムを作り、豆や根菜を乾燥させ冬の保存食を確保します。

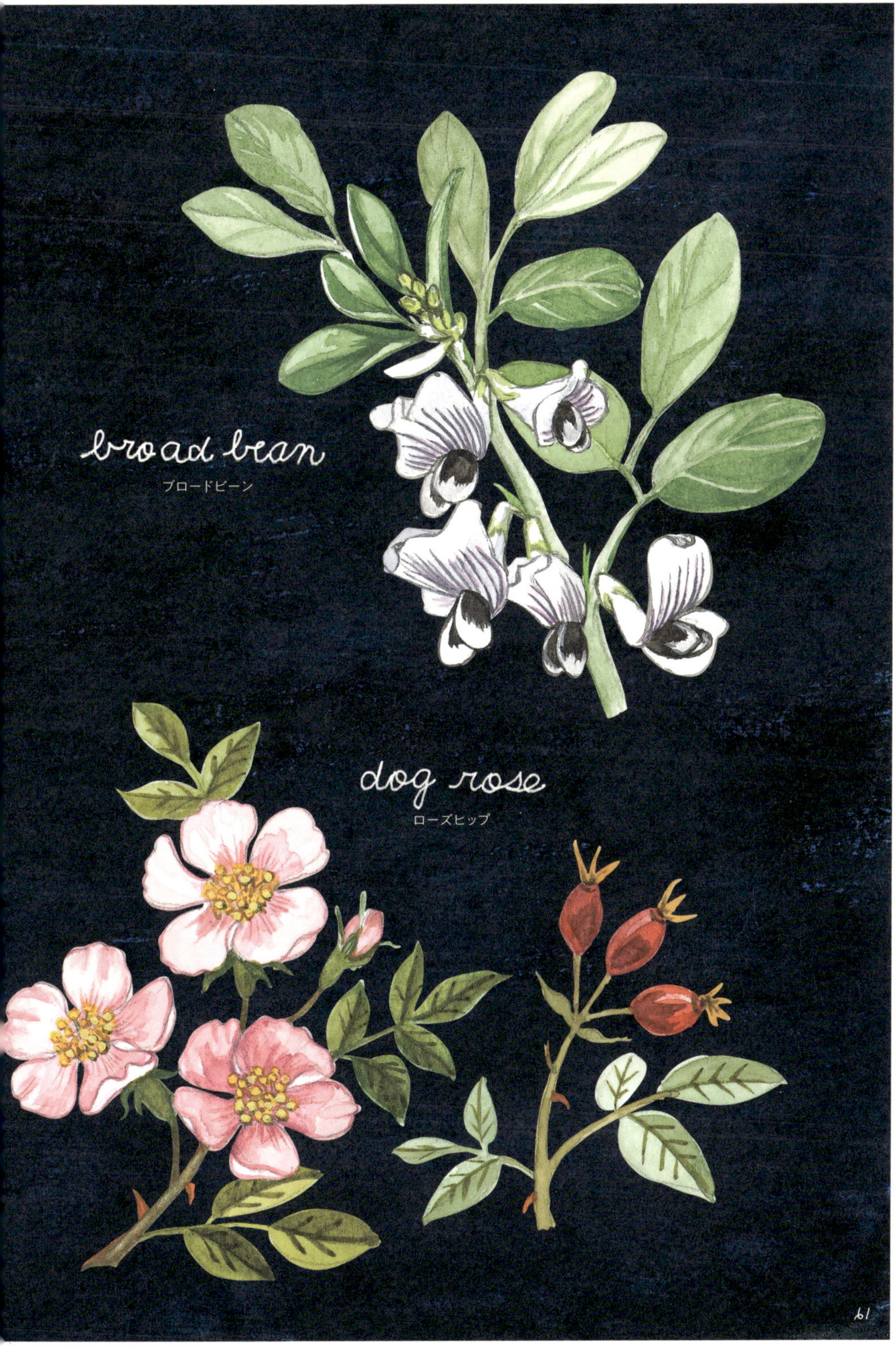
broad bean
ブロードビーン
dog rose
ローズヒップ

ローズヒップ ⟡ Dog rose

イヌバラ
Rosa canina L.
バラ科

栄養豊かな魔女のジャム

ヨーロッパでは、バラの実は古くより栄養豊富な食料とし活用されてきました。主にドッグローズと呼ばれる野生種の実が使われます。６～７月に咲く白色や淡いピンクのひと重の花は散りやすく、デリケートで危うげな美しさがあります。しかし、夏の終わりには力強い真っ赤な楕円形の実を結び、その実はビタミンCを多量に含むため、野菜や果物が少ない冬の栄養補給に重宝されてきました。また強壮作用もあり、魔女は秋にバラの実に野生のプルーンを加えて大量のジャムを作り冬に備えます。今でもピレネー山麓では「魔女ジャム」伝説があります。ドッグローズの名は、古代ギリシャでその根を狂犬病の治療に用いたことからとも、トゲが多いため短剣の意味（dag rose）からきているともいわれます。魔女ジャム、おいしいですよ。

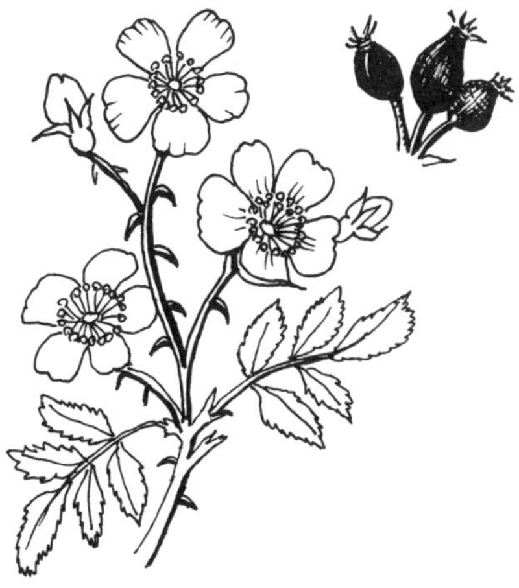

ブロードビーン ◇—◇ Broad bean

ソラマメ
Vicia faba L.
マメ科

死者再生の神聖な食べ物

灰緑色の丸みを帯びた葉は美しく、丈は50cmほど。春先に薄紫色の花弁に特徴的な黒い斑紋のある白花を咲かせます。５月ごろから15cm前後のさやに３～４個の豆が付き収穫できます。ソラマメは雑草にも打ち勝ち、固い土地でも育つので、土を鋤く手間を省いても失敗なくできる（『プリニウス博物誌』より）ことから、ヨーロッパでは古くより食されています。古代の儀式ではソラマメの粥は神々の供物とし、また死者の食べ物として大切に扱われました。死者は大地と人間に豊穣を与えるもので、ソラマメの実はお腹の胎児のように見えるため、死者の復活の象徴であり、さやのなかのトロッとした実はやがて再び肉体化する祖先を表すものととらえたのです。動物に食い荒らされても、月が満ちる前に再び元どおりに実をつける再生の植物。

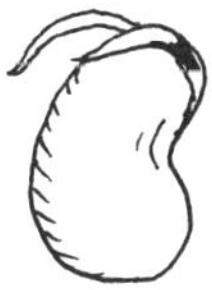

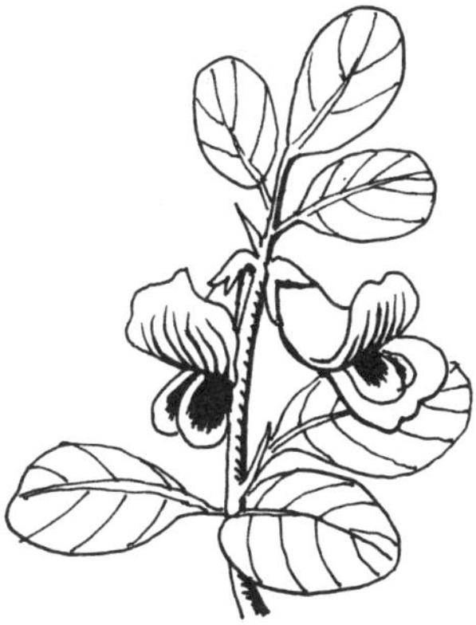

俗信も多く、イングランドではこんな言い伝えがあります。イボ取りにはソラマメの青い葉と実のさやの白い部分でイボをこすり、それを地中に埋めるとポロリと取れる。魔女はその花の黒い斑紋に死者を悼む記号を見いだし、収穫したなかから一粒を取り出して占いに用います。

また、その茎は堆肥に最適で、植物を豊かに育てるので、魔女の庭の肥やしには欠かせない植物です。

魔女の好物、ソラマメの種まき

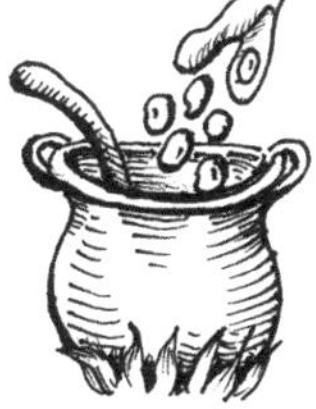

魔女は真っ黒く完全に実ったソラマメを次の収穫のために残しておき、冬が来る前、すなわちおうし座（昴）が没する（11月11日）前の満月に、マメ類のなかで真っ先に種をまきます。花の黒い斑紋が示すようにこの豆には黒い色素があるらしく、枯れるとさやは魅惑的な漆黒になります。乾燥豆は塩漬け豚と一緒に薬草入りの鍋でコトコト煮て、寒い季節の滋養とします。

毒をもつ可憐な花の植物

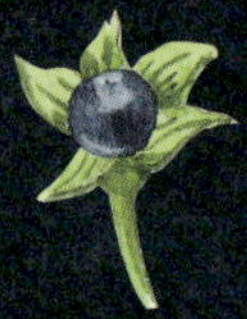

　思わず手を触れたくなる可憐な花、いかにも甘くておいしそうな果実。見た目には美しくも、植物のなかには人を死に至らしめる危険な植物がひっそりと生えています。その植物の多くは、麻酔薬や解毒に使用されました。

　それは生死を分ける微妙なさじ加減で使用されました。薬草に長けた魔女は、そんな危険な治療も担っていたのでしょうか。

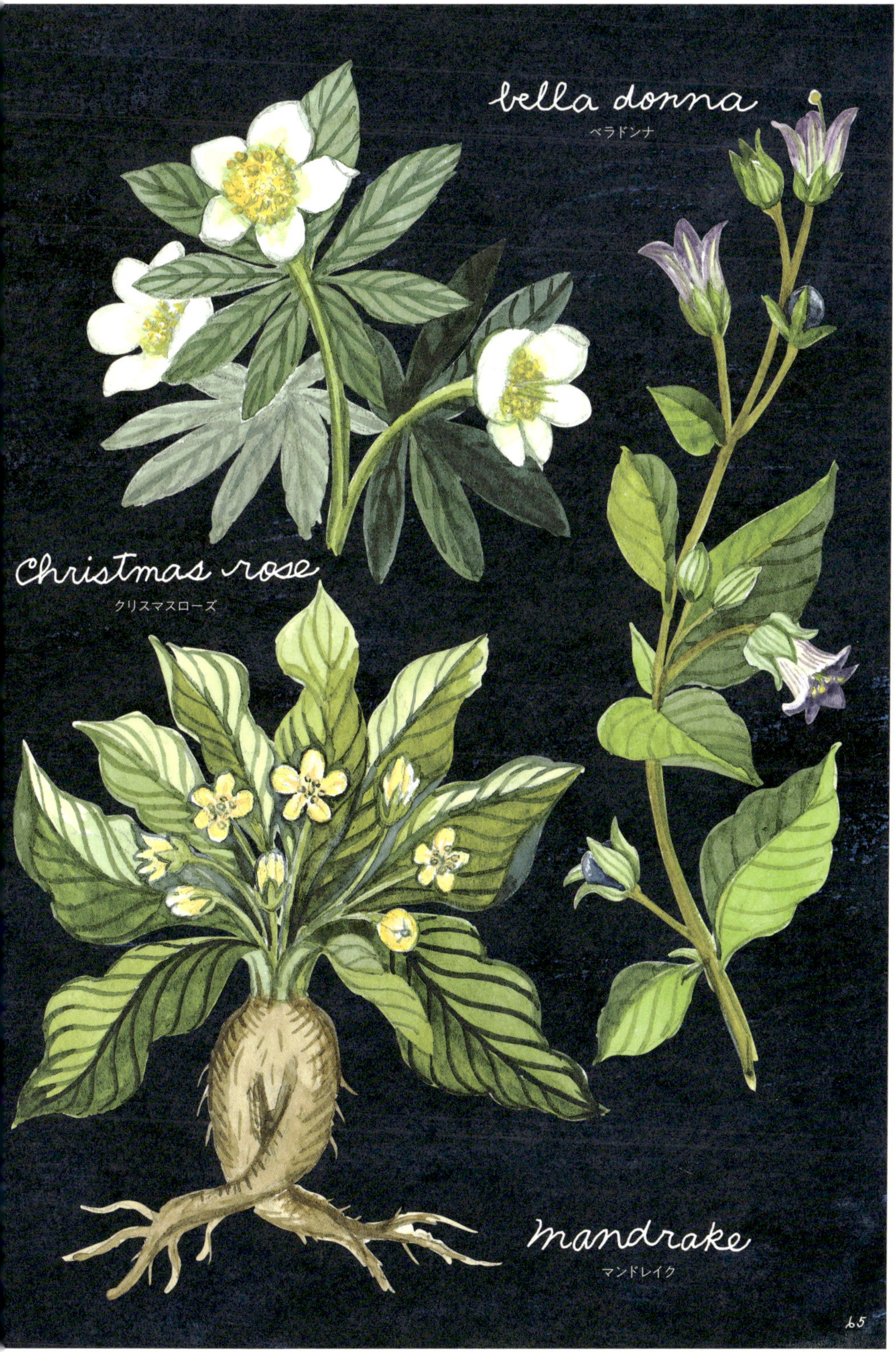
bella donna
ベラドンナ
Christmas rose
クリスマスローズ
mandrake
マンドレイク

マンドレイク ◇― Mandrake

マンドラゴラ
Mandragora officinarum L.
ナス科

悲鳴をあげる怪しい植物

濃い緑色の葉は大きく、長さは60cmほどまで育ちます。木立の下など、やや日陰で水分の多い場所を好みます。花はひと重で、真夏に釣鐘状の淡い黄色の花を咲かせ、その後、肉質で小粒のリンゴほどの黄色い果実を結びます。この実は“恋のリンゴ“とも呼ばれ、恋の妙薬として新約聖書にも登場します。多年生の根は成長すると枝分かれし、その形はまるで人の下半身のようにも、あるいは胎児にも似て、いずれも人体を想像させる形をしています。そのためか多くの謎と迷信に包まれています。たとえば、この植物は絞首台の下に生え、受刑囚の体液で育ち、この草の根には人間の怨念が宿っている。また、悪魔は霊草として常にこれを見張り、土から引き抜くときは恐ろしい悲鳴をあげ、その声を聞いたものは即死、または発狂する。そのため採取するとき、人は耳栓をして、根につけたロープを犬に引かせる。当然犬は即死。また釜で煮詰めて作るという魔女の空飛ぶ軟膏にも入っていた……などなど。根には吐き気を伴う催眠性があって、鎮静剤、催眠剤として、古代～中世紀には麻酔薬として外科手術に利用されました。マンドレイクは生命力の象徴で、貴重なお守りや媚薬として求められましたが、その一方で錯乱や死をもたらす危険な植物でもあります。

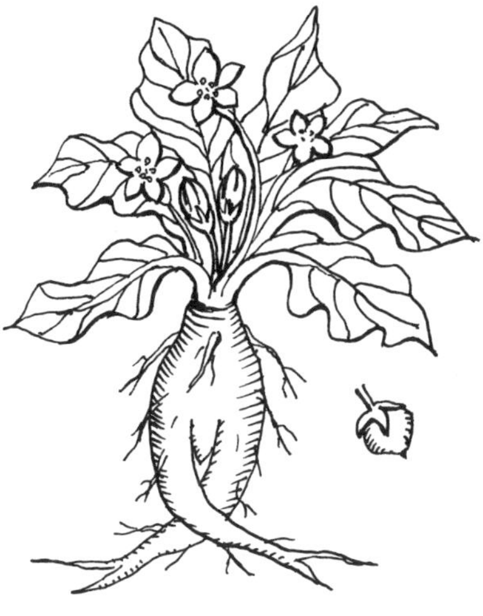

クリスマスローズ ⟡ Christmas rose

カンシャクヤク
Helleborus niger L.
キンポウゲ科

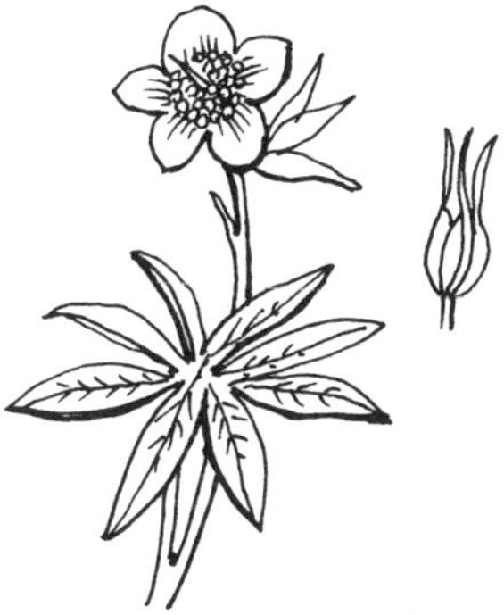

しおらしくうつむく白花の毒草

中心から手のひらを広げたように濃い緑色の鋸状の葉を開き、大きさは30cmにもなります。周囲の植物は枯れてしまう冬季に青々とした葉を茂らせる多年生植物。クリスマスごろから真っ白い５弁の花を咲かせるので、この名で呼ばれます。白い花はうつむき加減にしおらしげではありますが、根は黒く猛毒をもち、服用すれば死に至ります。属名はギリシャ語で「食べれば死ぬ」の意味があります。冬枯れの時期に美しい花を咲かせるこの植物に、古人は神秘性とパワーを感じて、これを一定の方式で採取し、魔除けとしました。また16～17世紀ごろまでは精神病、ヒステリー、うつ病の治療に薬として使用されました。今では園芸種として花店で扱われていますが、全草に毒性をもつので、要注意です。

ベラドンナ ⟡ Bella donna

セイヨウハシリドコロ
Atropa bella-donna
ナス科

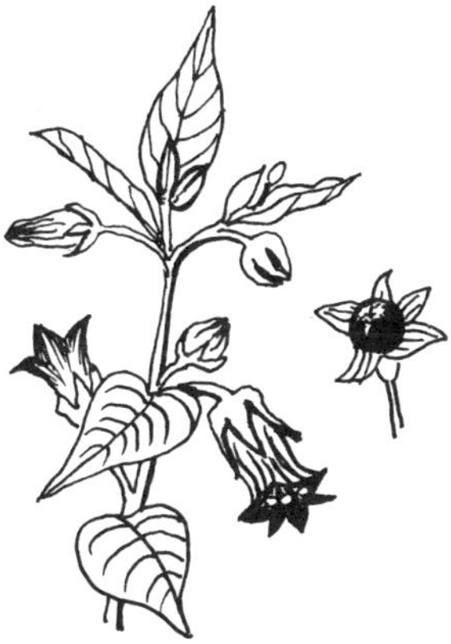

魅惑の眼差し

石灰質の土壌の荒地に低木状に茂る多年生植物。先のとがった楕円形で色の濃い緑の葉をもち、真夏にベル形のやや緑がかった紫色の花をつけ、その後サクランボ大の実を結びます。

黒光りする甘いその液果は、子供を誘惑して死の世界へ連れ去ります。大人でもその実を４粒ほど食べると死ぬという有毒植物。属名の*Atropa*はギリシャ神話で、人間の命の糸を切る大バサミをもつ運命の女神アトロポスに由来し、*bella-donna*はイタリア語で美人の意味。それはこの植物の汁を目にたらすと瞳孔が開き、ご婦人方の目をぱっちりと麗しくさせることからきています。魔女がそれに加担したかどうかわかりませんが、命をかけてでも美しくなりたい女の執念にこそ、恐ろしさを感じます。

＊根、茎、実、葉は有毒。

庭の住人たち 01

BEES ミツバチ

ヨーロッパの幸福のシンボル

庭の手入れをするうららかな春、どこからともなく聞こえる「フ～ン」という羽音は春を喜ぶミツバチのハミング。なぜか眠気を誘います。

ヨーロッパでは幸運のシンボルとしてティーカップの絵柄や置き物、アクセサリー、石鹸などの生活雑貨に至るまでさまざまなデザインに応用されます。

魔女の春の庭では、わらで編んだ巣箱にミツバチが飛び交い、花から花へ花粉やみつを集め巣箱に運びます。はちみつの歴史は古く、ギリシャ神話では、太陽神アポローンの息子アリスタイオスが人間に養蜂の方法を教えたと伝えます。はちみつは、霊感を与え人を静かな深い眠りに誘い、生と死の永遠の循環、神々の食べ物「黄金のしずく」と考えられました。甘味料の少ない古代においてはちみつは貴重な甘味と栄養源の宝物でした。魔女の正月「サーオインの祭り」には、はちみつと木の実が入った焼き菓子が焼かれ、先祖の魂を慰めました。

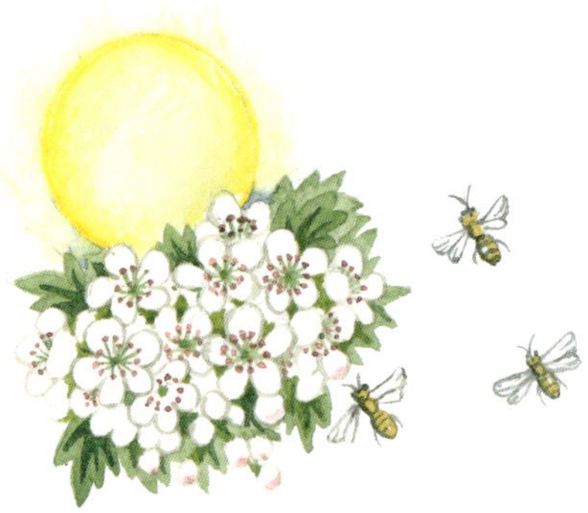

ハニームーン

「蜜月」と呼ばれ、男女が結ばれる月のことをいいます。主に処女神マーヤMayaが古代の聖王と交わる月で、女神の名の５月（May）から夏至の６月までの28日間のことを指します。ふたりは神の飲み物であるはちみつから作る「ネクター」を飲み交わし甘い時間を過ごします。そんなわけで、「ジューンブライド」６月の花嫁は幸せになると言い伝えられます。

庭の住人たち 02

FROG カエル

魔女には愛される悪魔の化身

目は大きくまん丸で、ケロケロと鳴くカエルは愛嬌があってかわいいという人もいれば、皮膚はヌメヌメ、暗い湿地に潜む陰気な生き物として不気味に嫌う人もいます。卵・オタマジャクシを経て成体となるその著しい姿態の変化と生活様式を、悪魔の化身と連想し、欧州では歓迎する生き物ではないようです。

ギリシャ神話では女神レートーのこんな話があります。子連れのレートーは歩き疲れ、農民に水を所望したところ、彼らは女神とも知らずそれを拒み女神を罵倒しました。慈悲心のない農民に女神は怒り、彼らを一生下卑た声で互いをののしり合うカエルに変えたそうです。

聖書ではエジプト人への災いにカエルが登場し、イソップ童話では浅はかな考えの生き物として、シェークスピアは戯曲『マクベス』の魔女鍋に「カエルの指先」を入れ不気味さを演出しています。

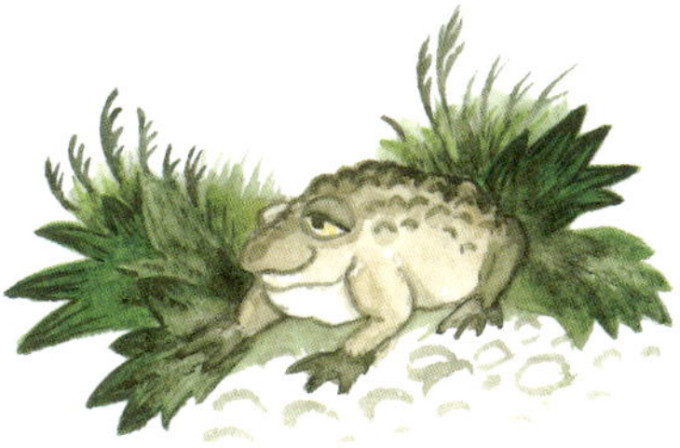

魔女の庭を守る大事なお客さま

邪悪なもの、愚か者とされるカエルですが、魔女の庭にとっては害虫やナメクジを駆除してくれるありがたいお客さまです。カエルは自分の体重と同じ量の虫を食べる大食漢なので、害虫駆除はカエルにおまかせ。鍬やスコップで傷つけないよう、魔女は注意を払って大切に扱います。

魔女の庭の裏話　前編

魔女裁判

筆者は横浜・元町で小さな“魔女とハーブの専門店”を経営しています。

魔除けとして昔から欧州で飾られる魔女人形「キッチンウィッチ」を手作りし販売していますが、お客様の多くから、なぜ恐ろしい魔女がお守りなの？と質問されます。人々の健康を守っていた薬草使いの女性が本当に恐ろしい存在だったのでしょうか。「賢い女」と呼ばれた民間療養師がどのように醜く恐ろしい闇の世界の嫌われもの「魔女」になったのでしょう。

古代ヨーロッパの人々は自然を崇拝するアニミズム的多神教で、さまざまな神を祀り、自然の運行に従って農耕と牧畜を営んでいました。太陽や月、森の樹木や風、川や泉など自然はそのまま神であって、神に感謝し、自然とともに生きていました。ところが一神教である新しい宗教が登場し普及するにつれて、土着の神々は排除され、その教義に都合の悪い人々や、事柄は禁止されていきました。

いわゆる「魔女裁判」です。またこの時代、ヨーロッパは小氷河期で天候不順、作物の不作、戦争が続き、そのうえ疫病がはやり、民衆の焦燥感と不安は頂点に達し、「何か」のせいにしなければ収まらない状況でした。何か、つまり悪の根源が必要だったのです。悪魔と精通している「魔女」は宗教的にも政治的にも都合のよい格好のイメージだったのでしょう。

心の黒いトゲ

はじめに弾圧された人々は、主に薬草使いの女性たち。賢い女として尊敬され、不思議な力をもつと信じられていた女たちは、時に産婆で、時に葬式女。村人の生から死まで関わった人です。人の一生に関わるのが宗教としたら、布教拡大中にあったキリスト教にとって、彼女たちは目の上のたんこぶです。産婆であり薬剤師の賢女たちはまた、近代医療をめざす大学にとっても脅威の存在でした。アニミズムに端を発した伝承の薬草による副作用と呪術的療法の危うさに言いがかりをつけられた彼女たちは、世のなかにいてはならない悪しき存在「魔女」というレッテルを貼られ火刑台に送られました。

私たちの心には自分にとって都合の悪いもの、目障りなものを排除したいと思う黒いトゲがあります。時代や国を超え、誰の心にも芽生えます。このトゲが心の庭を支配する暗黒の元凶で、早く刈り取らなければはびこり、自分を傷つけ、人を傷つけ、手がつけられなくなります。

誰でも魔女にされ、公開死刑で焼かれた

12世紀以来、キリスト教会は異端審問と位置づけ、教義に反する多くの人々を「魔女」の名のもとに火刑に処しました。世にいう魔女裁判です。1318年ローマ法王が発した教書によりさらにその数を増し、1485年２人のドミニコ会士によって魔女の見分け方や取り調べ方を著した『魔女の鉄槌』が世に出ると、具体的な魔女像が出来上がり加熱していきます。その内容は誰でも魔女に当てはまる理不尽なもので、魔女と告発された人は財産没収、一家離散です。処刑は公開で、町の広場で行われました。多くの見物人が集まり、屋台も出て経済効果は大きく、財政が厳しくなると行われたと指摘する学者もいます。時代が進むにつれてその理不尽な動きに反対する人々も現れ、1670年フランス王ルイ14世は魔女裁判を禁止、それを契機に魔女裁判は徐々に禁じられる方向に向かいました。

魔女の夜明け

魔女狩りがはじまった12世紀から800年後、新世紀を迎えるにあたって、ローマ法王パウロ２世は全世界に向けてキリスト教が犯した過ちについて言及し、魔女裁判もそのなかにあり、2000年３月12日、バチカンのサン・ピエトロ大聖堂で神の許しを請うミサを行いました。よって魔女の「濡れ衣」は晴れたのですが、魔女は醜くて悪い魔法を使う者、という幻想は人々の心に残っています。

魔女を語るうえで悲しくも残酷な歴史の事実を避けて通ることはできませんが、現代の私たちはそのことも踏まえて、魔女が本当は自然と共生した優れた薬剤師であり、たくさんの療法を残してくれたこと、そして今、私たちに夢と力を与えてくれる大きな存在であることを忘れたくはありません。

生き物の神秘の力

魔女狩りの嵐が吹きすさぶ不安と恐怖の暗黒の時代、人々は「お守り」にすがり心の安定を求めました。お守りは強力な神々のシンボル的なものや、強い生命力をもつ動物や植物、不思議な生態や生い立ちのものなど、特定のものには強い力が宿ると信じ、身につけ魔除けにしました。

人は常に何らかの不安を抱いて生きています。そこに抗うことのできない人の脆さと愛情を感じます。

{ 動物のお守りと魔除け }

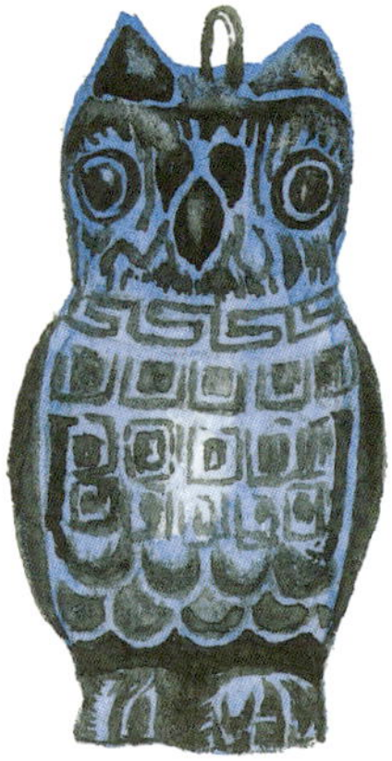

フクロウ

正面を向いたふたつの大きな眼は闇夜も見通します。古代ギリシャの知恵の女神アテナに捧げられ、理解しがたいすべての災いと悪意ある眼差しに対抗します。

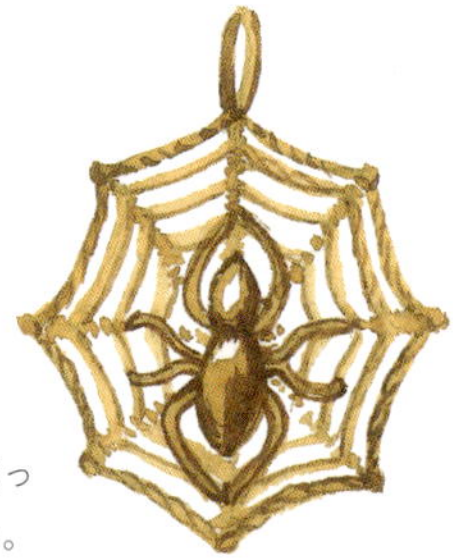

クモ

天からスルスルと糸を伝って降りてくる幸運の使い。クモの巣は災いを捕まえ追い払い、夢を叶えるドリームキャッチャーです。

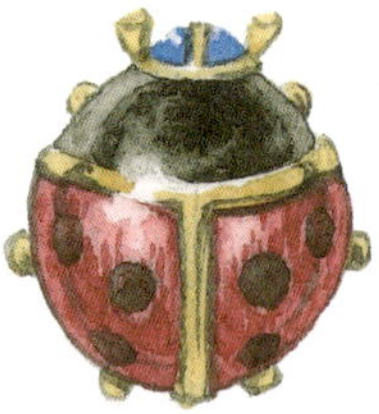

テントウムシ

害虫を食べ、天に向かって上へ上へと向かう上昇志向。多くの不幸を追い払い成功と財産を運んでくれます。

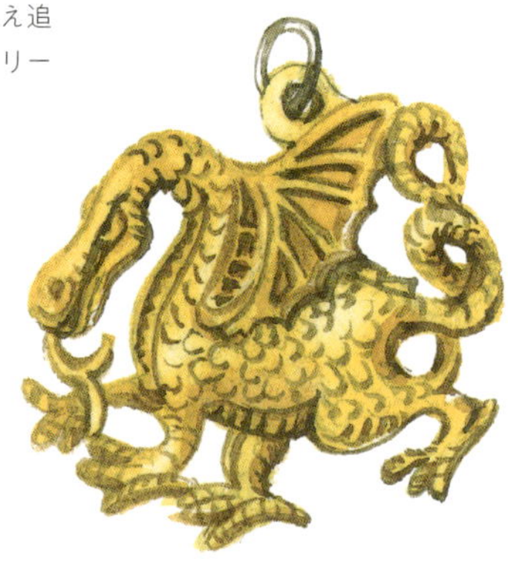

竜

各地域で太古から信じられる大蛇の幻獣。最高の霊性を宿し、万物の生命の本質を示唆する天地のエネルギーです。不死と成功のお守り。

植物のお守りと魔除け

不思議な効力を秘めた植物は神聖視され、祭壇に飾り、空気を清め、魔除けやお守りとして持ち歩き、その力にあやかりたいと家の戸や窓辺にぶら下げられました。

{ 魔力のある植物 }

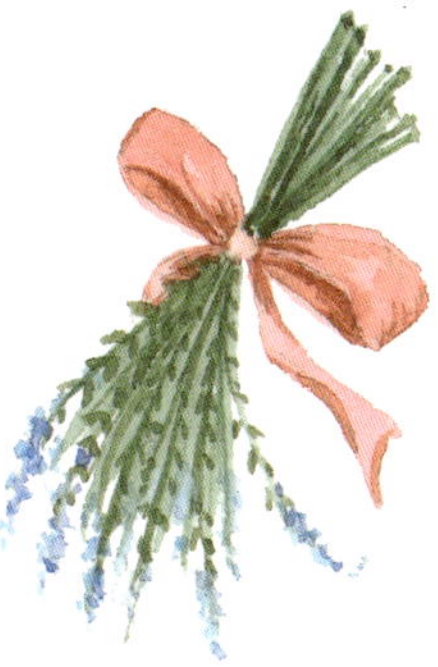

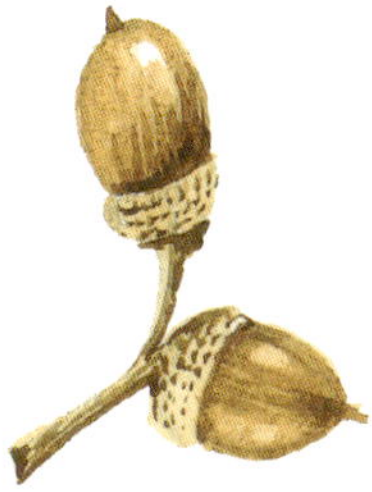

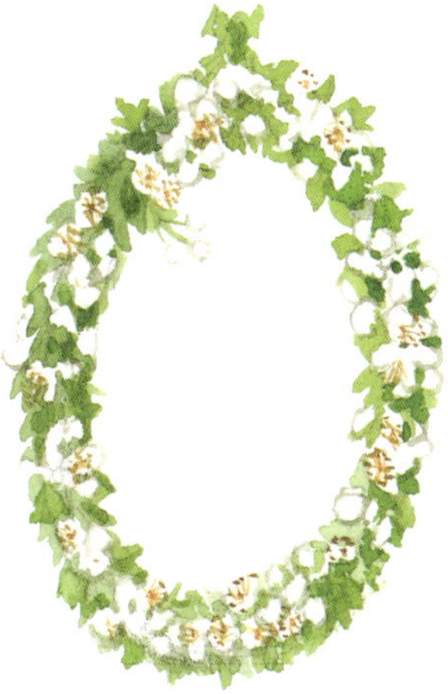

バーベイン

ギリシャをはじめ、ほかの地域で古代より魔法の薬草として重要視されました。悪霊に対抗する聖なる植物はローマでは家のなかに置いて邪霊を払いのけました。

ドングリ

ドングリを実らせるオークの木は天の神々と大地をつなぐ神聖な木で、その実は特別な力を宿しています。ポケットに入れ、あるいは金属製のアクセサリーとして身につけました。

ナナカマド

秋に真っ赤に色づく実は栄養豊かで長寿を約束し、ケルトの女神ブリギットに捧げられました。ブリギットは邪悪な魔力をナナカマドの弓で守るため、人々はリボンで結んだ枝を首に下げ、木を家のそばに植えました。

＊お守りはこのほかに、ウサギの後ろ足、ヘビ、カメ、黒猫、サソリ、サンザシ、ヘンルーダ、バジル、クローバー、シダ、馬蹄、人の手形、車輪、お札など、神話や古い言い伝えに起源があります。奇妙なことに科学が発達した今日、なおも私たちに受け継がれているのです。

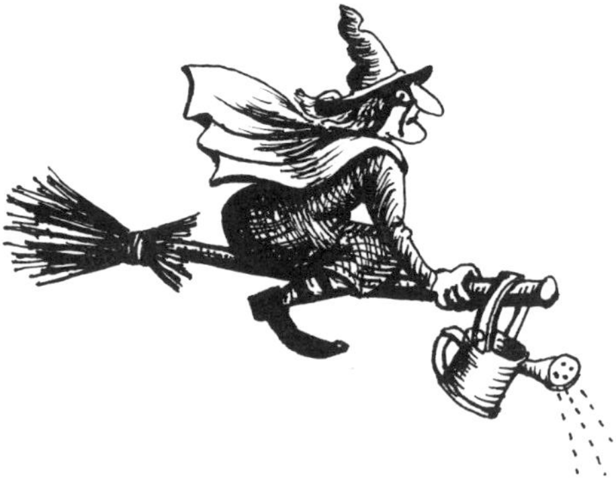

part 2

魔女の森&原野

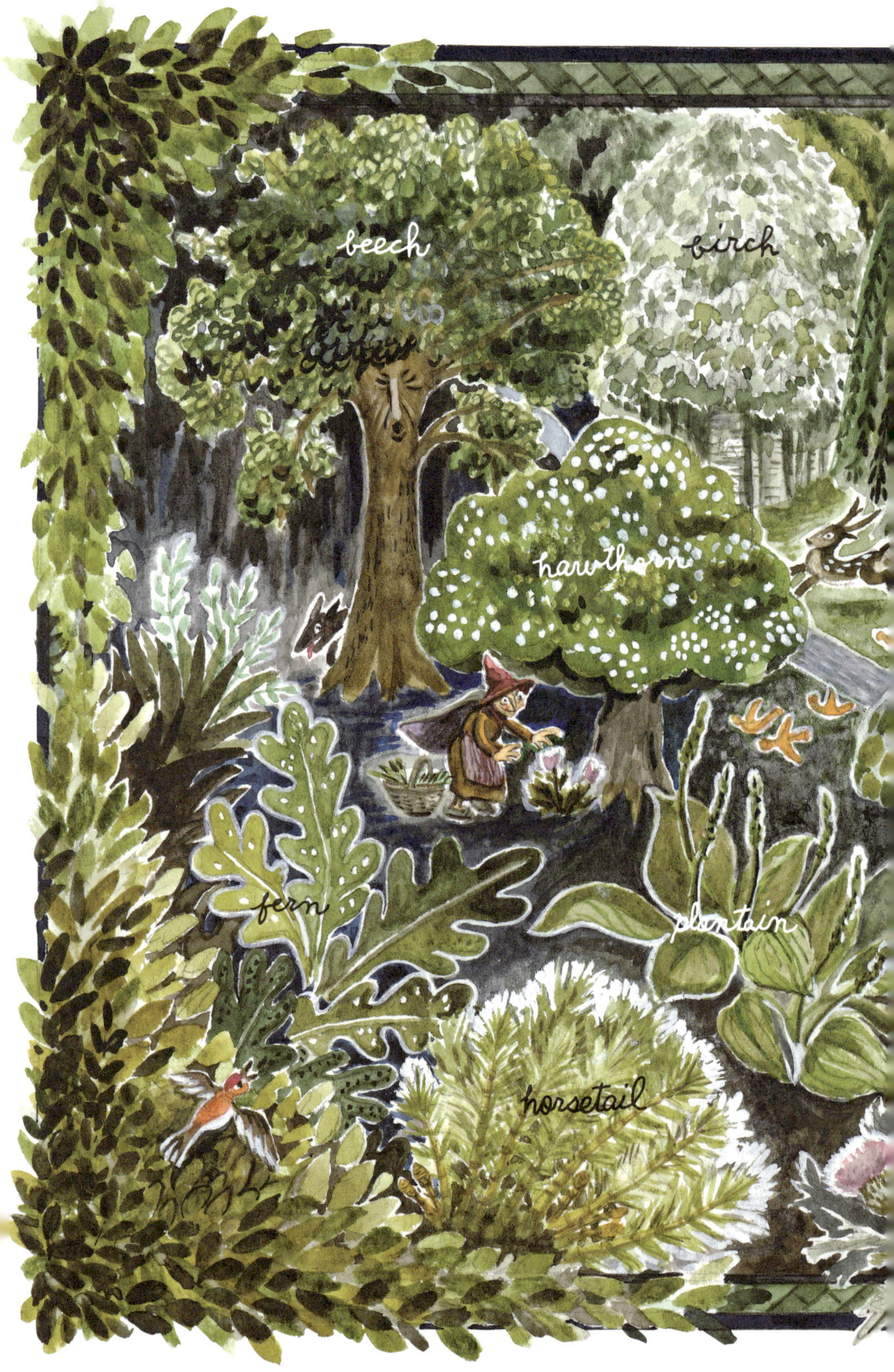
beech
birch
hawthorn
fern
plantain
horsetail

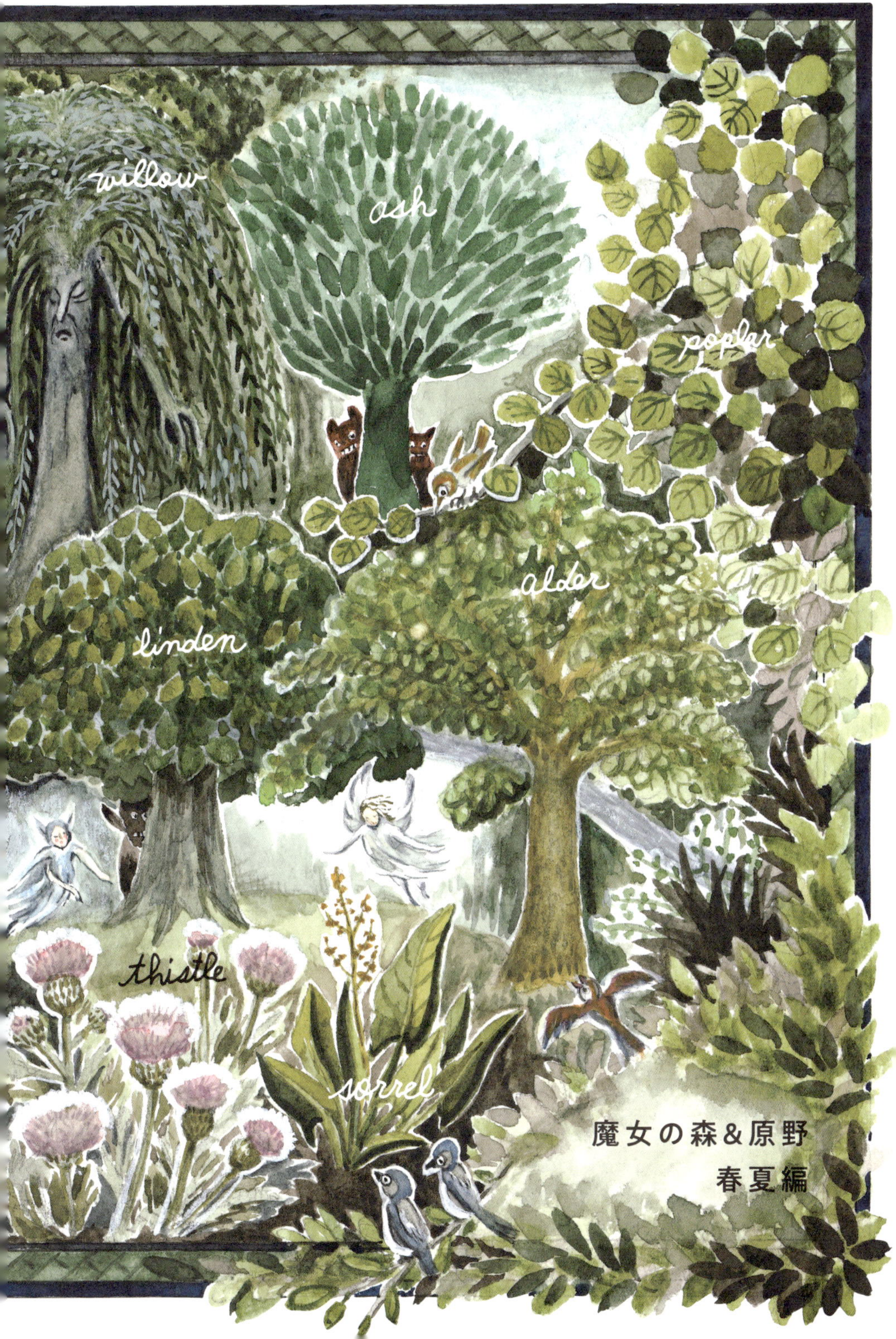

魔女の森&原野
春夏編

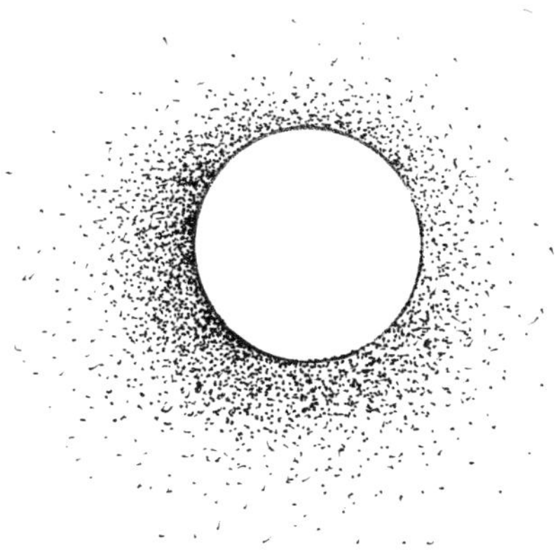

古代の森は、近づきがたい聖域であると同時に、

人をたぶらかす闇の力がはたらく

恐ろしいところ。

そして、多くの伝説と物語を秘めた魅惑の場です。

また薬草の宝庫である森は魔女のもうひとつの庭でもあります。

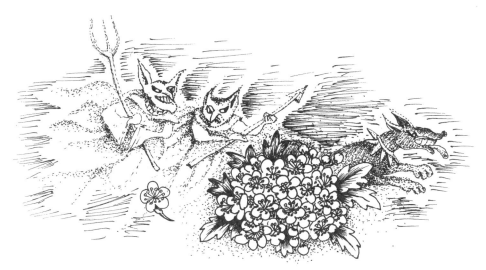

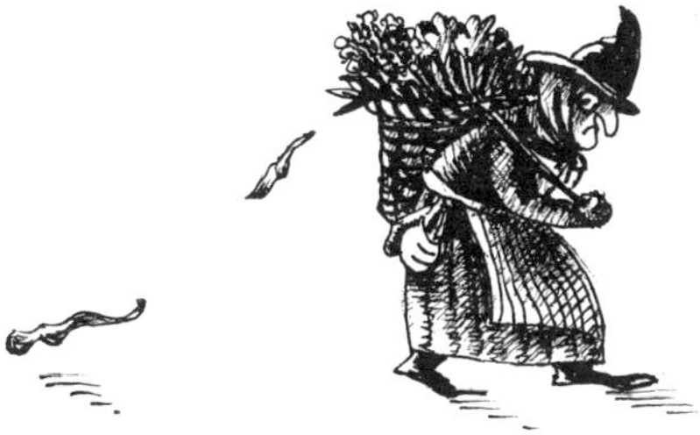

森が再生するとき

雪解け水が大地を潤し、その年初めての白いユキノハナの一輪を見つけると、魔女は再び森へ入る季が来たことを知ります。森の木々は暗く寒々と沈黙を守っていても、幹の深いところでは春を迎えて樹液がとくとくと昇ってきているのを魔女は感じます。森の木々は宇宙の秩序を理解し、どんなに厳しい現状も、自然のリズムに身を任せれば必ず再生の時が巡ってくることを確信しています。そして、自分がこの世に存在するという深い意味を人々に教えてくれます。やがて再生のエネルギーが森を満たすと、森は一気に活気づき、薄緑を基調にした銀色や赤みがかったさまざまな色をこずえに萌え上がらせ、根元の下草もまた、若草色の小さな芽を吹き、小鳥は春の歌を謳い、森は春の到来を喜びとともに迎えます。

手前の原野ではオオバコやシダ、スギナが淡い緑色の葉を茂らせ、春を謳歌しています。命のエネルギーに満ちあふれたこの時期の薬草は効能も最強で、魔女にとっては採集の絶好の時です。魔女は薬草集めに原野や森のなかを探し歩きます。いたずら好きで人を迷わす妖精や小人たちの動きも活発になるので、森は危険がいっぱいです。森から無事に帰還するため、魔女は彼らへのお土産を忘れません。意地悪で欲張りなゴブリンや小人には彼らが大好きなはちみつやジャム、アザミの綿毛とミルク、それに何かキラキラする光り物のお土産が必要です。再び素敵なお土産をもらうため、彼らは魔女が森から帰還することを許すのです。そればかりか彼らの気分によっては、お目当ての薬草のありかを教えてくれることもあります。

４月末日の日暮れから行われる「ヴァルプルギスの夜」は春の到来を祝う魔女の祭りで、その日は森の木々や植物はほのかに輝き、地の精霊や妖精、小人たちも加わって、一番鶏が鳴くまで踊り明かすと伝えられます。

再生の樹木

霧と氷におおわれた厳しい冬の森は神々しくも近寄りがたく、生物を拒絶するかたくなな意志があります。しかし、太陽は巡り自然のリズムは秩序を確実に守り、再生の時は訪れます。冷たく暗い森にやわらかなひと筋の光が差し込むと大地はゆるみ、光が森を満たし、再生のエネルギーは木々の深いところから芽生えの時を迎えます。

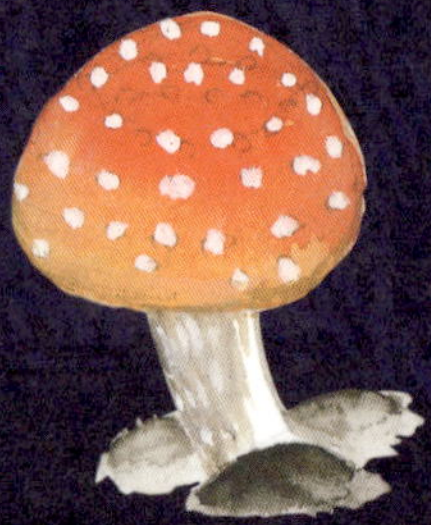

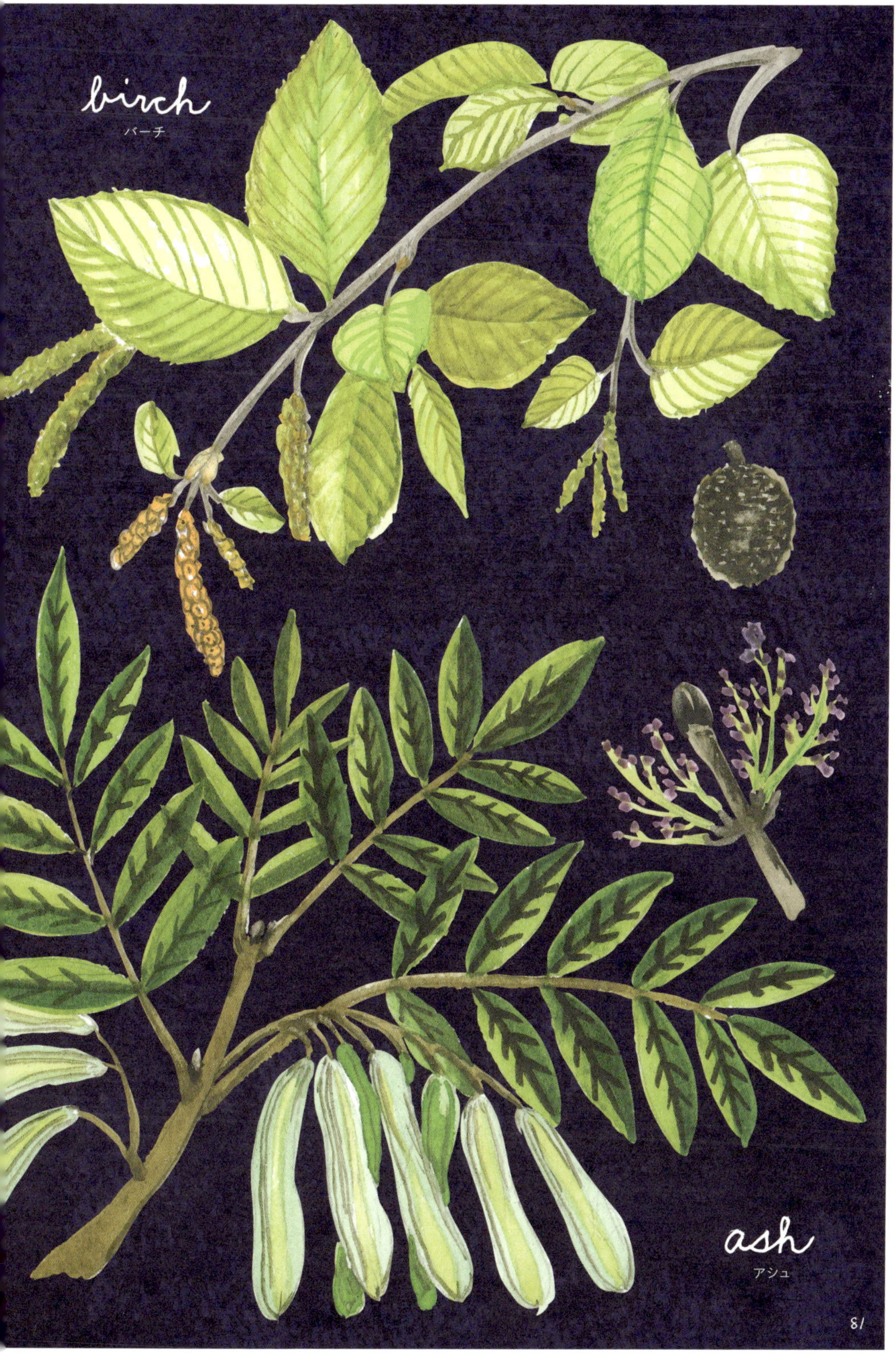
birch《バーチ》
ash《アシュ》

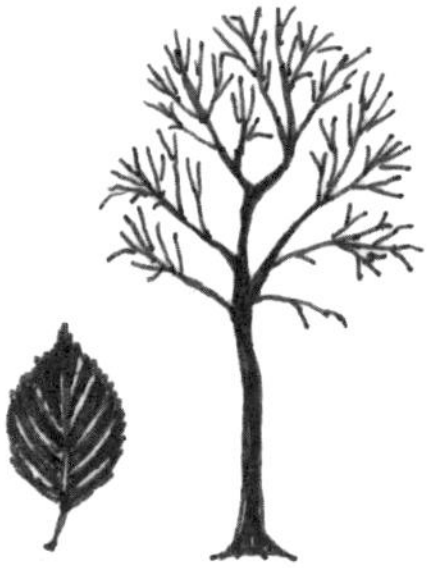

バーチ ◇─◇ Birch

カバノキ
Betula
カバノキ科

＊イラストは
ホワイトバーチ（シラカバ）

再生の木

カバノキは日当たりのよい山地に生える陽樹で、光の木、そして太陽の再生の木であるとともに、銀色を帯びた樹皮は月の輝きとも結び付けられ、古くから太陽と月に献じられました。火と植物の再生をつかさどる魔女の女神ブリギットの名は、このカバノキに由来します。その優雅なたたずまいからは想像しがたいほど逆境に強い木で、ほかの樹種では到底育たない荒地でも根を張る「開拓の木」です。カバノキのなかでも、魔女にとってシラカバは新たなはじまりの木であり、新しい地平を切り開き新たな生命を育み邪悪なものから守ってくれる大切な木です。古代ケルト人はこの木でゆりかごを作り子供の成長を願ったとか。落葉高木であるこの木の最大の特徴は、樹皮が白く薄く剥がれること。葉は三角状の卵型で、春先に葉より先に雄花穂を垂らし、雌花穂をつけます。寒さに強く、春の樹液は人体を浄化し、解毒に役立ち、その樹液はまた素晴らしい天然のローションとなり乙女の肌を美しくします。シラカバにはさまざまな薬効があり、葉、樹皮、つぼみから抽出した液は、古くからリウマチや関節炎の治療に使われました。シラカバの根方には、幻覚症状を催す赤い色鮮やかな毒キノコのベニテングタケがよく生え、魔女裁判の時代には魔女の飛行と結び付けられました。

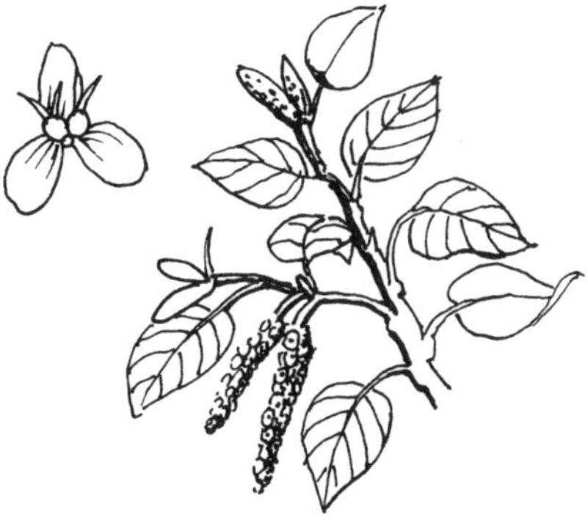

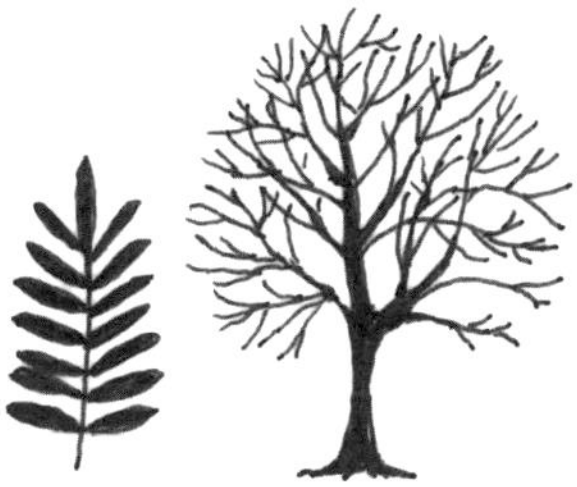

アシュ ⟡ Ash

セイヨウトネリコ
Fraxinus excelsior L.
モクセイ科

生命の木　魔法の杖

なめらかな灰色の樹皮と鳥の羽のような薄い葉をもつ優美な木は、高く成長し「森のビーナス」と呼ばれます。

湿気を含む石灰岩土壌でよく育つ落葉樹で、春に葉をつけるのが最も遅く、ほかの木々が黄緑色の若葉を輝かせる時、この木は黒い冬芽に閉じ込もり、霜が完全に降りなくなるのを待ちます。花びらをもたない薄紫の奇妙な花を４～５月に咲かせ、少したってから葉をつけます。

古代より信仰の対象で、ギリシャや北欧では、人間はトネリコから生まれたとされました。北欧伝説では、宇宙の中心をなす世界樹「ユグドラシル」は、トネリコの木とされ、根や枝葉を世界中に張り巡らせ、神の国とこの世と黄泉の国を結ぶと伝えます。また“魔女の馬”と呼ばれるほうきの柄はこの木から作られたといわれます。

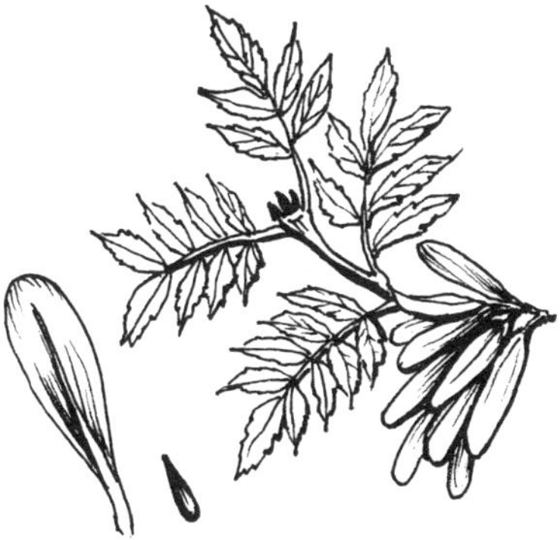

不思議の世界へいざなう樹木

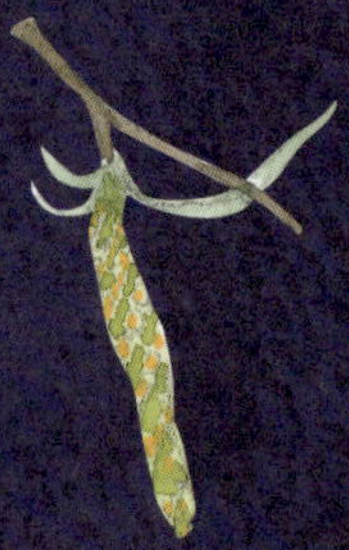

冬のあいだ黒々と屍のようにこわばっていた木々の枝は、春の陽光をとらえてふっくらと色とりどりの薄緑の若葉を芽吹き、森は再生の喜びで満ちています。

森のなかのもうひとつの世界、不思議の国への入り口を守る樹木たちもまた、冬眠していた紫色を帯びたしっぽ状の花を枝先に下げて、妖精の祝福を得て開花します。

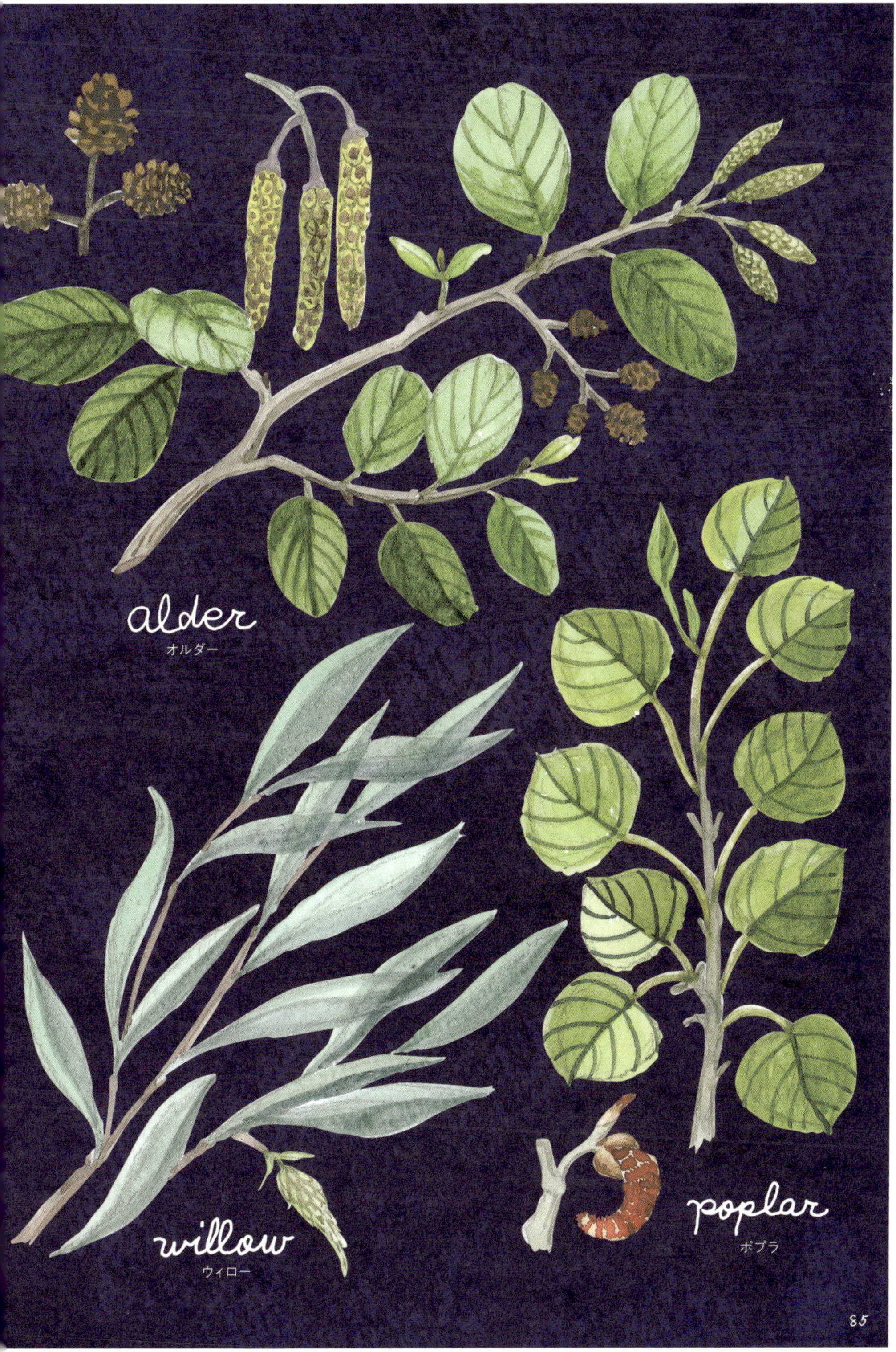
alder
オルダー
willow
ウィロー
poplar
ポプラ

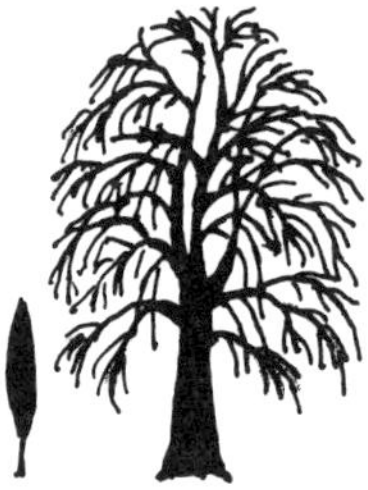

ウィロー ⟡ Willow

ヤナギ
Salix L.
ヤナギ科

異界の境界木、魔女の木

川岸や沼地など、湿地帯に好んで枝を垂らす落葉樹。しなやかで頼りない枝葉の風情に反して、生命力は強く、地面に枝を挿しただけで小さな木に成長する「不死の木」として知られます。古代より、その木の下では霊感や直感力が高まると信じられ、予言や霊力を授ける木として多くの女神に捧げられました。陰鬱な沼地などの湿地帯に根をおろすことから、死の世界と深い関わりがあり、ギリシャ神話では、黄泉の国の女王ポルセポネは聖なるヤナギの林をもっていて、魔女キルケーはヤナギが生えた墓地を川辺に所有し、黄泉の国の女神ヘカテーと月の魔法に捧げたと伝えられます。成長するのも早ければ、枯渇するのも早い、すなわち、これから芽吹く生命と死にゆく生命のあいだに立つこの木を、古代ケルト人は異なる世界の際に立つ「境界木」とみなしました。冬の神サマインの王国と光の女神ブリギットの王国の境、陸地と水の境、あの世とこの世の境、内なるものと外的なものの境、相反するふたつの世界を知る霊的な存在と考えたのです。

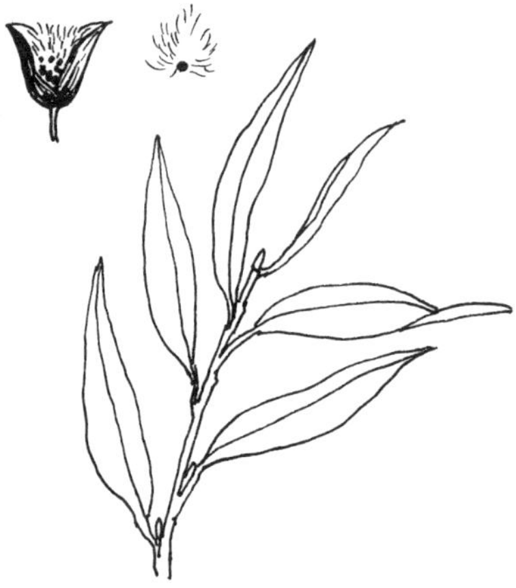

また、魔女はヤナギのようにしなやかで適応性があることから、ヤナギは「魔女の木」とも呼ばれます。魔女はヤナギの木の樹液から、吹き出物に効く塗り薬と、樹皮と葉を煎じて発熱や胃腸薬、出血の抑制に役立つ薬を作ります。

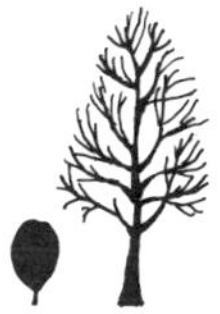

オルダー ⟡ Alder

セイヨウハンノキ
Alnus incana
カバノキ科

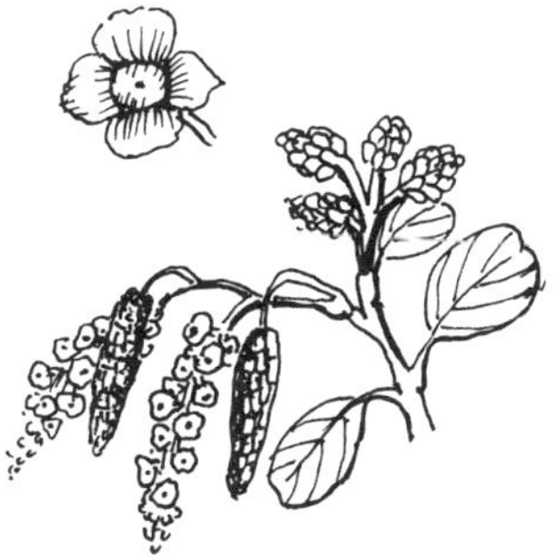

妖精の木

湿地帯を好み湖岸や沼地に生える広葉樹。春に、枝先に前年の茶色の球果を残したまま、葉に先立ってしっぽ状の花を咲かせます。黄緑色の雄花は垂れ下がり、雌花は直立して、受粉後に小さい球果となります。春の木漏れ日を浴びて水辺にたたずむ優美な姿は、春の化身と讃えられ、欧州では春迎えの祝祭のシンボル「メイポール」として古くから飾られてきました。

古代ケルトでは妖精の国へ通じる入り口を守る木として、アイルランドでは最初の男性はハンノキでつくられたと伝えます。キリスト教の流れでは、ハンノキの精はいじけてずるい魔女となります。

春の樹液は冬の気だるく疲れた体を浄化し、生き生きとさせるため、魔女は春の浄化ドリンクに、摘みたての葉はつぶして、ひびやあかぎれに役立てます。

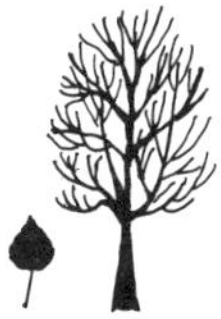

ポプラ ⟡ Poplar

ヤマナラシ
Populus tremula L.
ヤナギ科

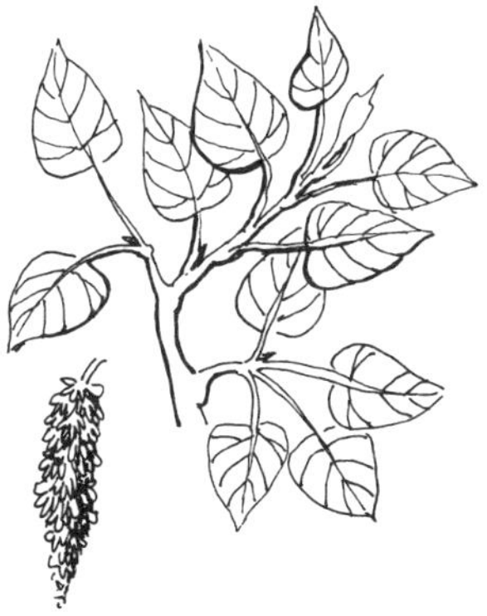

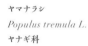

魔女の軟膏

寒さに強く、湖畔や川岸など湿気の多い場所に育つ落葉性の優美な高木です。雌雄異株で、早春に綿毛状の短いしっぽ状の花を咲かせ、花の後に長い葉柄のある丸い葉をつけます。

わずかな風の囁きにも敏感に反応し、その葉を震わせ、さやさやとやわらかな音を立てて応えます。学名の*Populus*には震えるという意味があります。古代ケルトでは、風は神の声を伝える使者で、優れた耳をもつポプラは神聖視され、死者の祭りである正月のサーオインにはポプラで作った香が、日がな焚かれました。ヤナギ、ハンノキと同様にポプラは魔女の木で、魔女は早春に淡い黄茶色の若芽を摘み、乳鉢ですりつぶして蜜蝋とオイルで練り、やけどの特効薬ポプラ軟膏を作ります。

生命と愛の讃歌

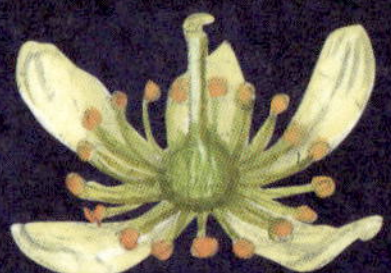

再生の季は大地を支配し、森は生命の躍動にみなぎっています。植物ばかりか鳥たちもまた、愛の季節の到来に配偶者を求めて恋の歌を謳い、新たな命の誕生を促します。森の精霊であるグリーンマンや緑のジャックは森を抜け出て人間に近づき、人々の恋心と官能に火をつけます。人々にとっても春は愛の季節です。

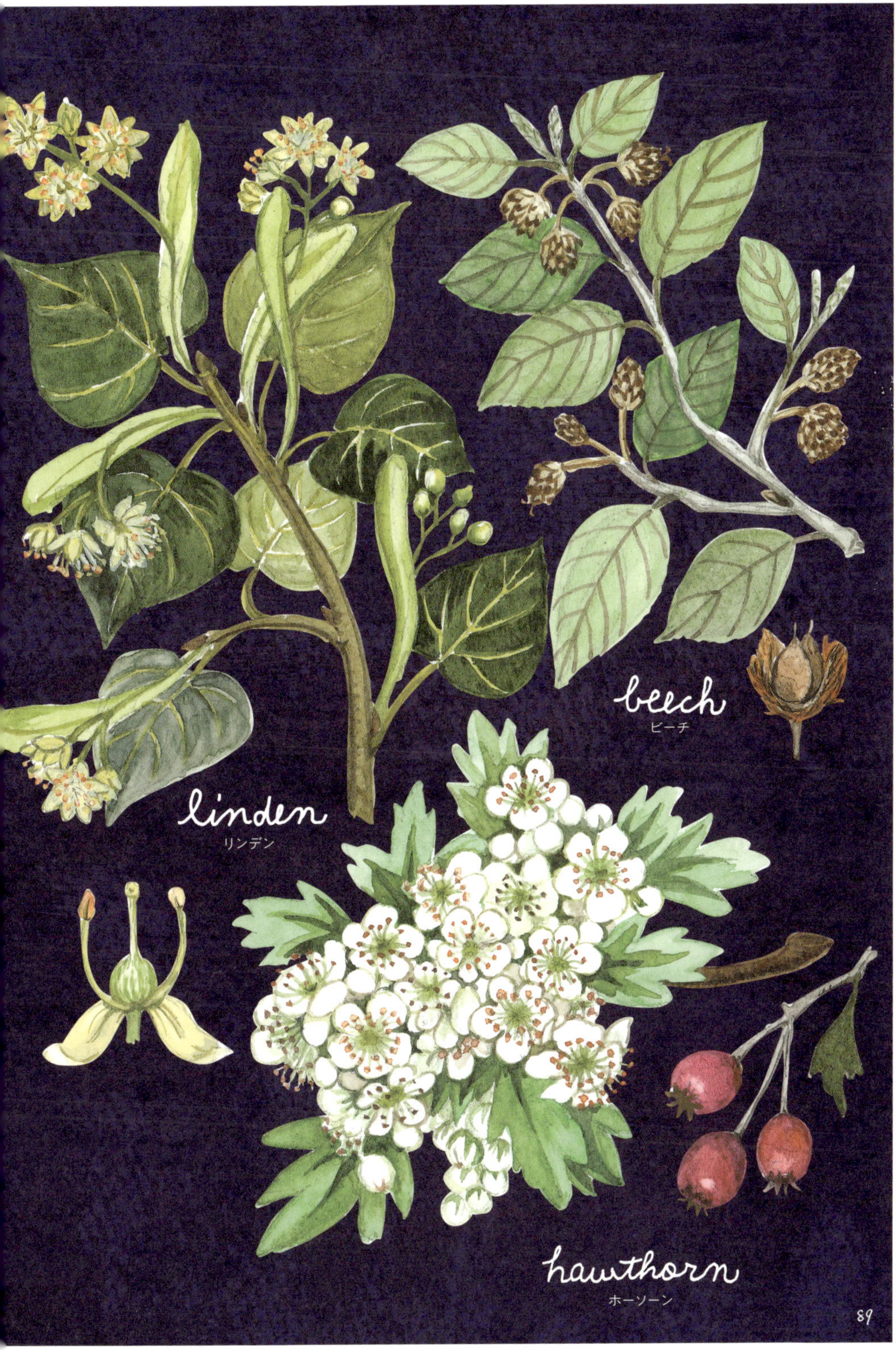
beech
ビーチ
linden
リンデン
hawthorn
ホーソーン

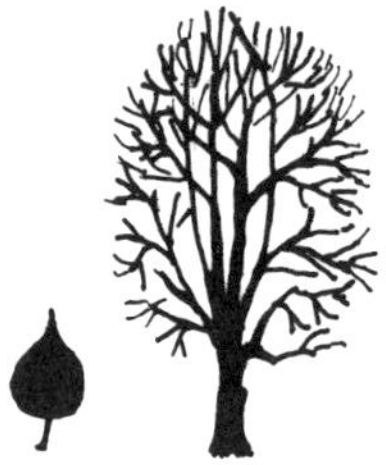

リンデン ⟡ Linden

セイヨウシナノキ
Tilia europaea L.
シナノキ科

愛と平和の女神フレイアに捧げる木

落葉性の高木で、その葉も花もたたずまいもすべてが優雅でやわらかく、優しさに満ちています。淡い灰色のなめらかな樹皮をもつ幹は20mにもなり、葉は明るい緑色のハート形。何千ものハートを枝いっぱいにつけるため「愛の木」と呼ばれ、北欧では愛と幸福の女神フレイアに捧げ、この木を崇拝しました。6月の終わりに葉の付け根から淡黄の香りのよい花を垂らします。古くから人々の尊崇を受け、伝説も多い木です。ギリシャの言い伝えでは、この木は霊的存在と深く関わりがあるといわれ、スカンジナビアでは妖精がすむといい、ドイツでは小人や竜がすむ木とされ、その木の下で裁きが行われました。

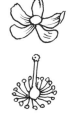

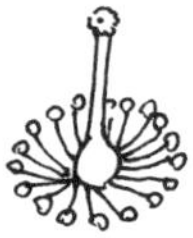

スラブでは永遠の生命の伝承、愛の女神が宿る木とされています。リンデンは愛と出会いの木で、古代の女たちは花を摘み麻袋に保存して、冬の容赦ない寒さに備えます。風邪が蔓延すると、熱湯を注いでお茶にしました。黄金色のお茶は、冷えきった体に夏の暖かい太陽を思いおこし、抵抗力を強くして汗とともに病気を追い出してくれるのです。

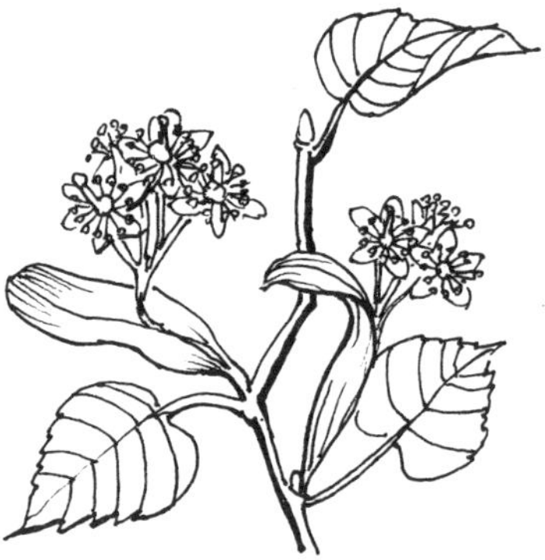

花茶は、風邪、咳、気管支炎に効果があり、老人から子供まで安心して飲める優しいお茶です。また、花と葉の抽出液には保湿効果があり、美白、美顔、とくに敏感肌の化粧水として乙女の肌を美しく保ちます。

ビーチ ⟡ Beech

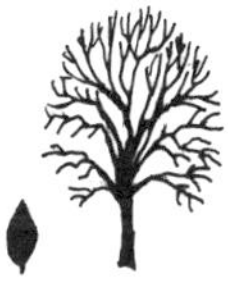

ヨーロッパブナ
Fagus sylvatica L.
ブナ科

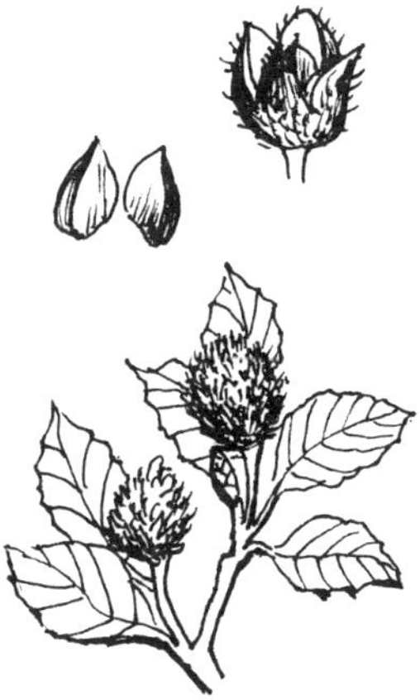

深く隠されたものを引き出す木

落葉高木。灰白色のなめらかな幹はまっすぐに伸び、堂々と大きく枝葉を広げ、雄大で優雅な美しい木です。オークの木が森の王と呼ばれるのに対して、この木は森の女王と讃えられます。春、若葉の少し後に雌雄花別々に同木に咲きます。

雌花は秋に熟して栄養価の高い実となり、豚のよい飼料となります。学名*Fagus*はギリシャ語で「食べる」の意味で、おそらく豚の飼育にブナドングリを使ったからではないかといわれます。魔女は10月のサーオインの祭りにブナ粉入りのパンを焼き先祖に捧げます。春には黄緑色の酸っぱい味がする若葉を、サラダやスープの浮き実にして季節を堪能します。魔女はブナの森のサラサラという葉音に耳をかたむけ、深く隠された精霊のつぶやきを聴きます。

ホーソーン ⟡ Hawthorn

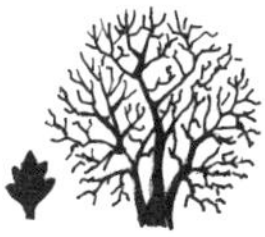

セイヨウサンザシ
Crataegus laevigata
（もしくは*Crataegus monogyna*）
バラ科

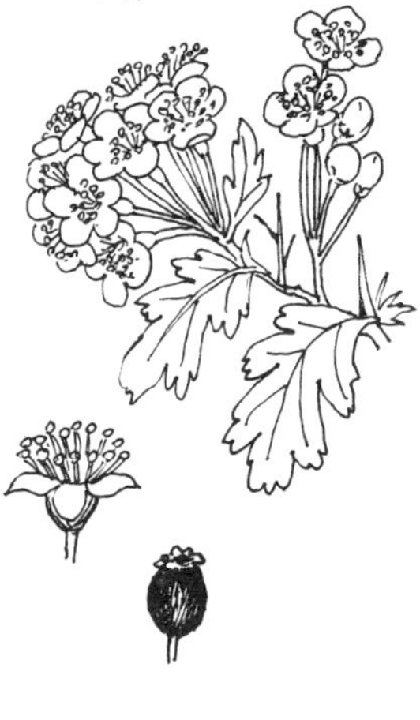

妖精に守られた魔法の木

トゲの多い落葉性灌木で、５月には白い花を枝いっぱいに咲かせ、春の陽光に輝きます。むせるようなサンザシの花の香りは性欲を目覚めさせるといわれ、ローマでは恋と結婚の女神フローラに捧げられました。

とても丈夫で、吹きさらしや強風、厳しい寒さにもよく耐え、びっしり生えたトゲのいばらの生垣は絡み合って、狼や熊などの獰猛な野生動物から守ってくれる自然の境界垣となります。ゲルマンでは、亡霊や悪霊からも保護してくれ、安心して安らかに眠る「眠りばら」と呼び、童話「いばら姫」へとつながります。英国では５月を代表する木の意味でメイツリーと呼び、アイルランドでは今でも妖精に守られた「魔法の木」として大切にされています。

春の原野の滋養草

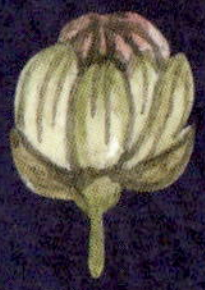

原野は春の輝きに満ちあふれ、冬の寒さに閉じこもっていた人々も、この春の気配に自ずと屋外に誘われ出ます。大気はまだ冷たくても、大地には小さく明るい緑の若芽が顔を出し、心は春の光に解放されます。再生のエネルギーをいっぱいに蓄えた滋養豊かな春野草を求めて魔女もまた秘密の場所へと収穫に急ぎます。

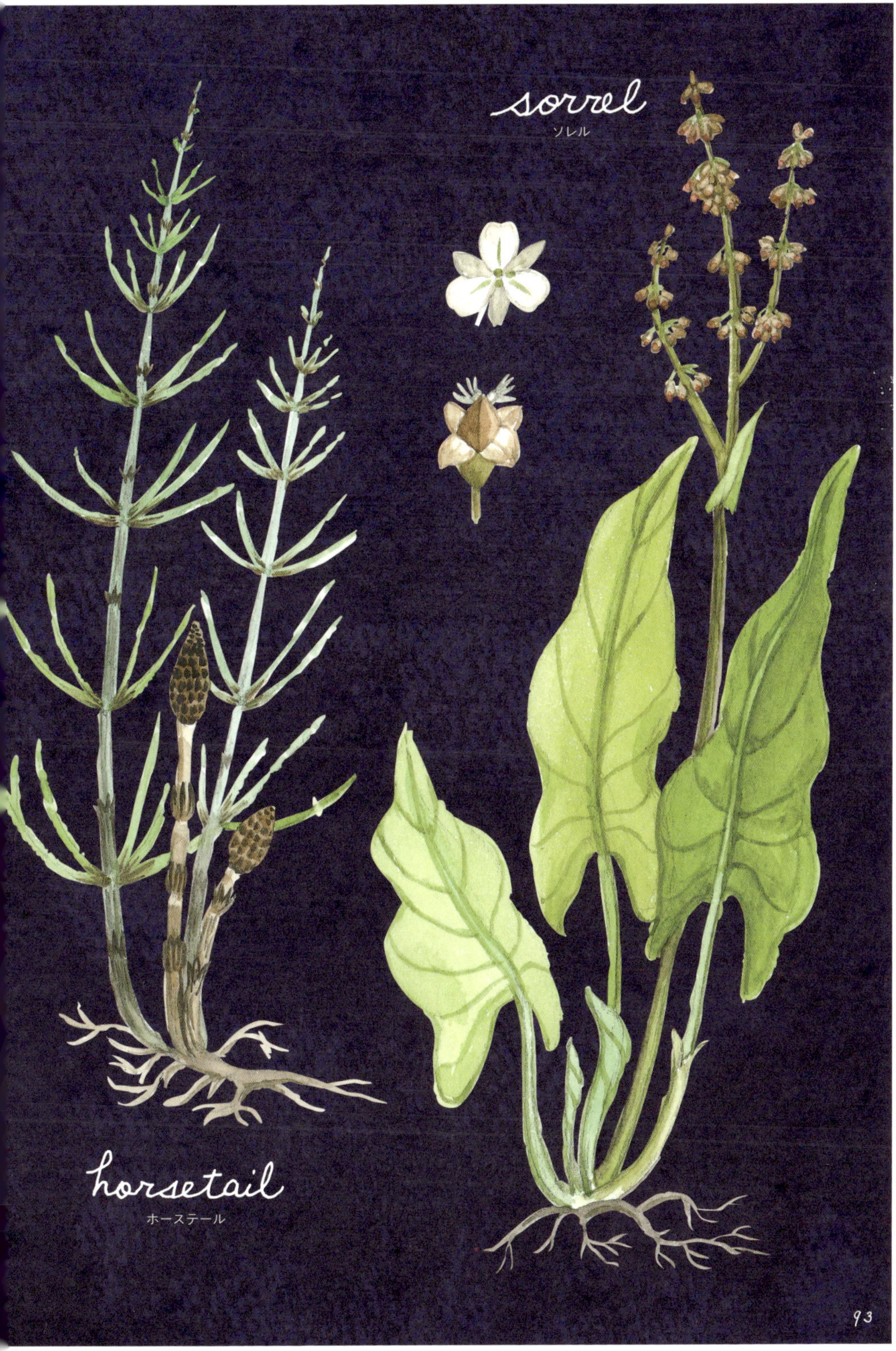
sorrel
ソレル
horsetail
ホーステール

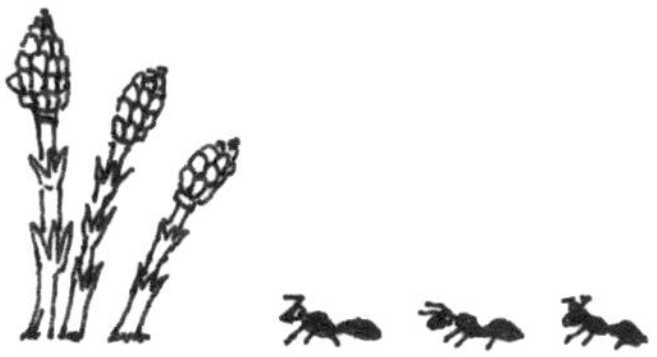

ホーステール ◇◇ Horsetail

スギナ
Equisetum arvense L.
トクサ科

ミネラルの宝庫

大変古くから地球上に生存する植物で、有史以前のスギナは樹木のように高く育っていたそうです。とても丈夫な多年生植物で、急速に伸びる根茎と四方に飛び散る胞子によって広がります。スギナと聞くと大変身近な野草に感じますが、実はシダの仲間で、まずは春のはじめに繁殖用の胞子茎（ツクシ）が出て、そのふっくらした頭で胞子がつくられ、つづいて伸びる直立した茎は約30cm、緑色の小枝が放射状にピンと突き出て、いかにも春のエネルギーが放出しているかのようです。収穫し、薬用として利用するのは緑色の茎のほうで、真夏に取り入れます。いたるところに生えるので雑草と扱われがちですが、多量のミネラルと各種のビタミンを含む重要な薬用植物です。魔女は血液を濃くするスギナを貧血症の治療や肉体疲労、強壮剤として、そのほか止血、傷の消毒に役立てます。

ハーブティーとしては、ケイ素を多く含むため骨や歯、爪などを丈夫にする効果があります。また弱火で静かに煮詰めた液は乙女の肌と毛髪を美しくするのに役立ち、園芸用にはうどんこ病、べと病、そのほか菌類の増殖を防止するので、魔女の庭には欠かせません。

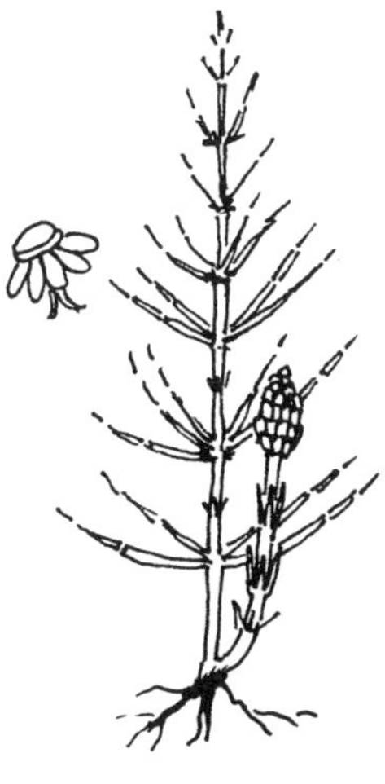

ソレル ⟡ Sorrel

スイバ
Rumex acetosa L.
タデ科

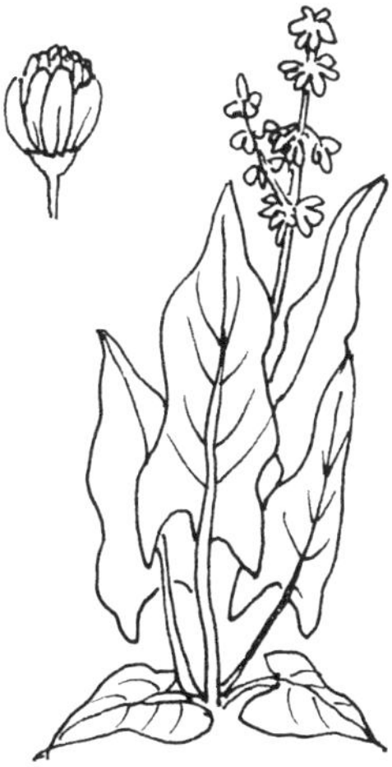

浄化の菜草

寒さに非常に強い耐寒性の多年生植物で、丈は30～50cmに育ちます。葉は先がとがった矢じり形の幅広で、初夏から穂状に小さな赤みがかった花を鈴なりにつけます。湿気の多い半日陰の場所を好み、葉に酸味がありビタミンCを多く含みます。日本でも田んぼの畦道や川の土手によく見られ、やや太い茎の皮をむいて酸っぱい味を経験したことのある人も多いかもしれません。スカンポとも呼ばれ、童謡にも歌われます。

栄養価が高く、体内を浄化する春のハーブで、欧州では古くから利用され、葉は生のままか、茹でたり炒めたりして食します。ラム肉ともよく合います。葉の絞り汁は皮膚障害に効くため、魔女は湿布薬に利用します。ソレルはシュウ酸を含むため関節炎や腎臓病には使用不可です。

サーモンのオゼイユソース

酸味がおいしい生クリームソースにサーモンとの相性も抜群のフレンチの定番料理。このソースの酸味はソレル、つまりスカンポです。フランス語でオゼイユといい、白ワインと生クリームで作るシンプルなソース。レストランではとてもおしゃれに見えますが、ソレルは原っぱでもよく見かけるので、春の解毒と美容のために気軽に食卓で使ってみてはいかがでしょう。

荒野の薬草

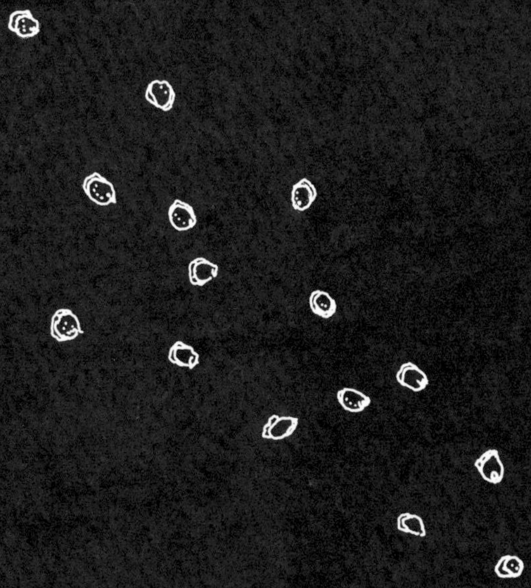

森の木々が春の芽生えを待つころ、森の手前の日当たりのよい荒野では、黄緑色の小さな若葉が暖かい日差しを受けて、すくすくとおいしそうに背丈を伸ばしています。春の野草はクセがなく滋養も高く、冬季には口にできなかった新鮮な緑の、待ちに待ったご馳走です。

魔女は大きなカゴを持って野に出かけます。

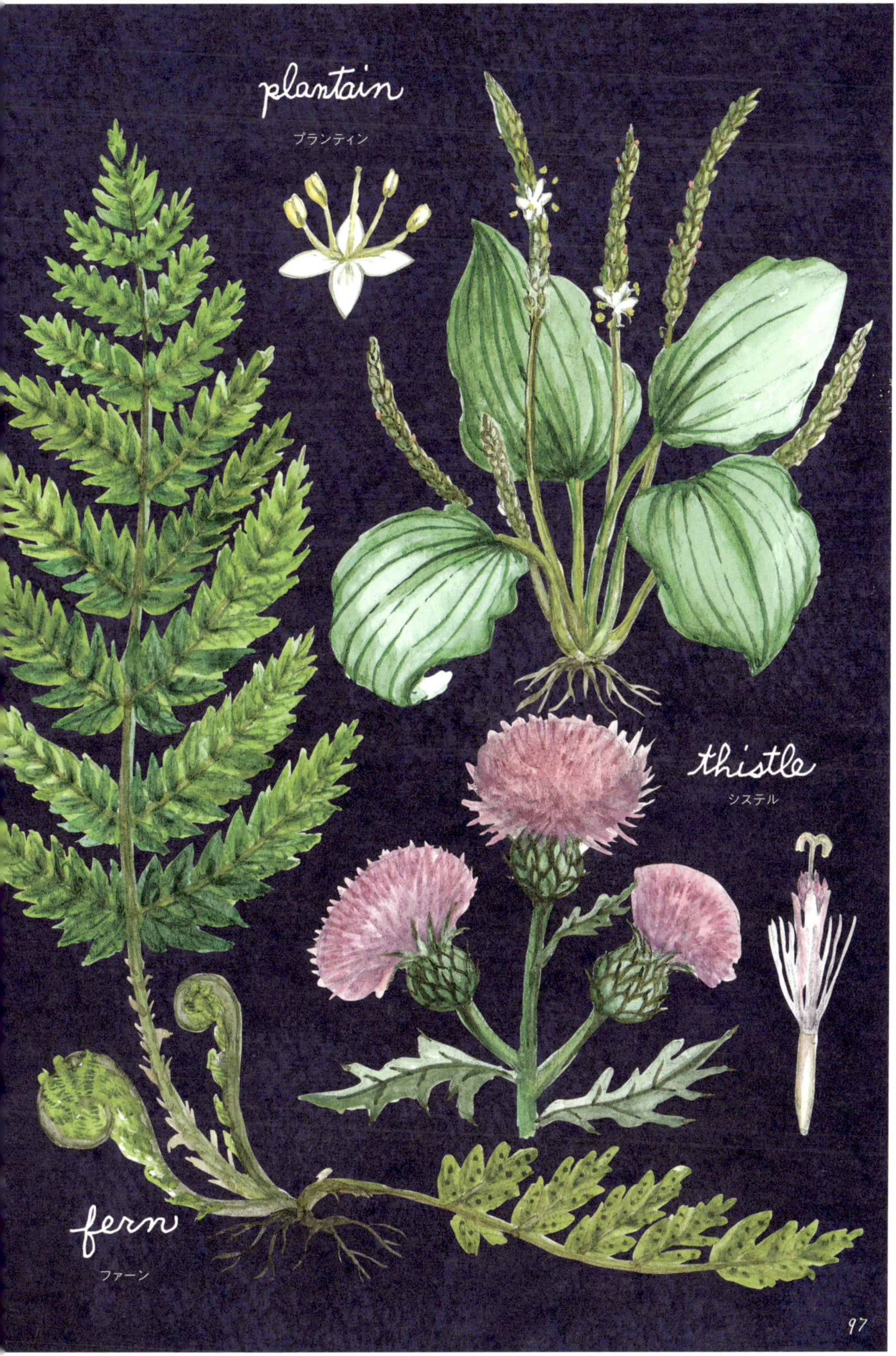
plantain
プランティン
thistle
システル
fern
ファーン

ファーン ⟡ Fern

シダ
pteridophytes
シダ植物

姿消しの妙薬

シダ植物の歴史は古く、4億年前から地球上に存在し、現在1万種以上が世界に分布しています。大多数は多年生の根をもち、湿地の日陰を好み、芽は渦巻き状に巻いて、成熟すれば葉の裏に胞子をつくって繁殖する隠花植物です。シダの仲間は大半が無毒で食べられますが、おいしく食される種類は限られます。

花も種子もなく青々と繁殖し、しかも薄暗い物陰のジメジメした場所に好んで茂るため、古くはイギリスでは不気味な植物と考えられて「悪魔のブラシ」と呼ばれました。確かに羽のような形の葉はブラシに使えそうです。ほかにも多くの迷信が残されています。たとえば、夏至の夜に青い小さな花を開き、花はすぐに散り、たちまち種子を結んで、その夜のちょうど12時に落ちる。種子は魔術でなければ発見できず、悪魔が管理するその種子は、夏至の夜でなければ手に入れることはできない。種子には強い霊力があって、身につければ姿を消せる。さらに、黄金をも掘り当てられる……など、多数の伝説があるのです。また、この植物を根ごと引き抜けば嵐になり、知らずに踏めば方向感覚を失い道に迷うとも伝えられています。古くは解熱、解毒、止血や虫下しなどの薬用にも利用されましたが、肉眼では見えない胞子によって繁殖する不思議な植物は、魔女と同じ不可解なものとしてさまざまな迷信を生みました。

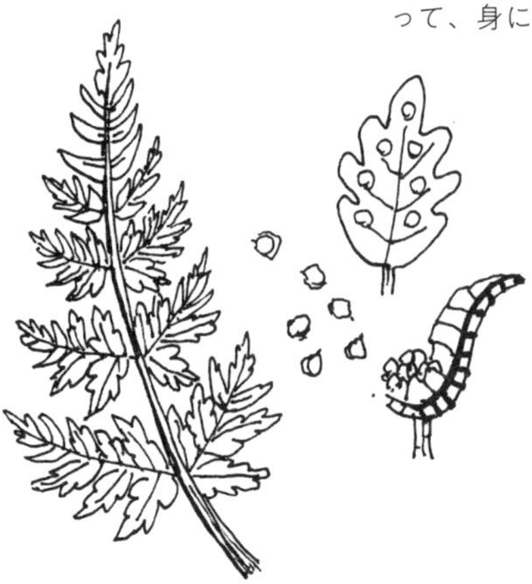

プランティン　Plantain

セイヨウオオバコ
Plantago major L.
オオバコ科

切り傷と止血

世界の草地によく見られる多年生の薬草で、くっきりした葉脈の濃緑色の大きな葉を広げ、夏に40cmにもなる長い丈の地味な花穂をつけます。まるで人の足に踏まれたように、地面に葉を開くため、ヨーロッパでは足との連想が強く、古くは靴擦れや足の疲れに効くとされ、長旅に出る際にこの葉を靴下の内側に入れたそうです。また、ドイツの民話グリムでは、この草は路傍にしゃがんで夫の帰りを待つ若妻の化身で、7年ごとに鳥となり各地を飛んで夫を探すといわれます。そのため、この草が世界中どこでも生えていると語ります。記録に残る最古の薬草のひとつで、葉や根は発熱、下痢、やけど、止血に効果的です。

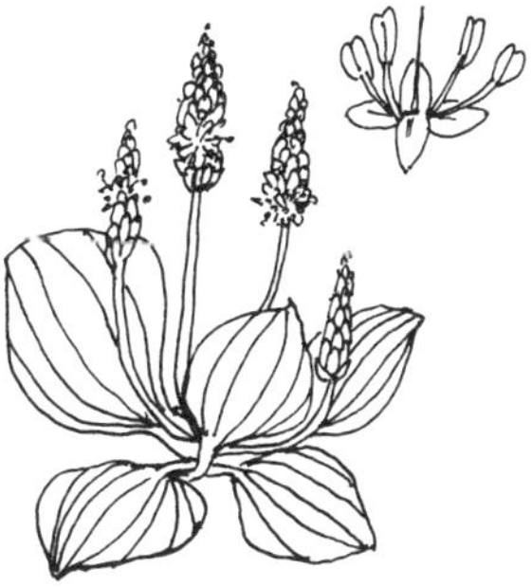

システル　Thistle

アザミ
Cirsium
キク科

荒野の天候予知草

アザミは日本でもなじみの野草です。葉の色はやや青みがかった緑色で、茎や葉に鋭いトゲがあり、花は紫色の球状で、初秋の荒野を魅力的に彩ります。種子には長い綿毛が生え、風で遠くまで飛び、いたるところに繁殖します。種類によっては悪天候に反応して内側の苞《ほう》を閉じて花冠を保護するため、魔女は天候予知に役立てます。

古くはコーンウォール地方で、とげとげしいこの花は魔女を意味する「枯れた老婆」と呼び、戸口にぶら下げ魔除けにしました。春先の若い芽はサラダや茹でて食します。古くから有名な薬草で、頭痛やめまい、血液浄化によいと伝えます。また、根は神経痛に、地上部は胃腸病や解熱に効果があります。

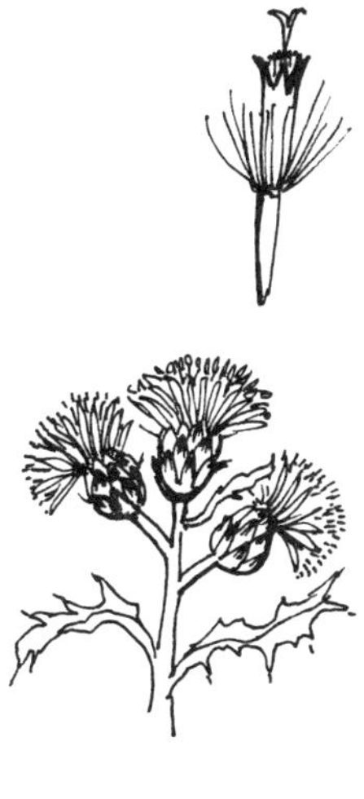

column　魔女と動物　森＆原野編

森や原野で暗躍する魔女に関係のある生き物といえば、神話や伝説で伝えられるコウモリやフクロウなどの闇の生き物、善と悪の化身、竜、あるいはウサギといった豊穣を象徴する生き物たちです。

彼らは大地のエネルギーで、何かを生み出す地母神、あるいは闇の王国の神々の言葉を伝える伝令者であり、神そのものです。言い換えれば、神々がこの世に現れるときの姿でもあります。

自然と共存していた古代人にとって、森は衣食住すべてに多くの恵みを与えてくれる大切な場所で、同時に神々と地上がつながる犯しがたい神聖な場所でもあります。それを破ったものには神の怒りが下り、たたりがあります。そのため彼らは用心深く神に祈りを捧げ、許しを乞い、森から恵みを分けてもらうのです。こうしてヨーロッパの森は長らく守られてきました。

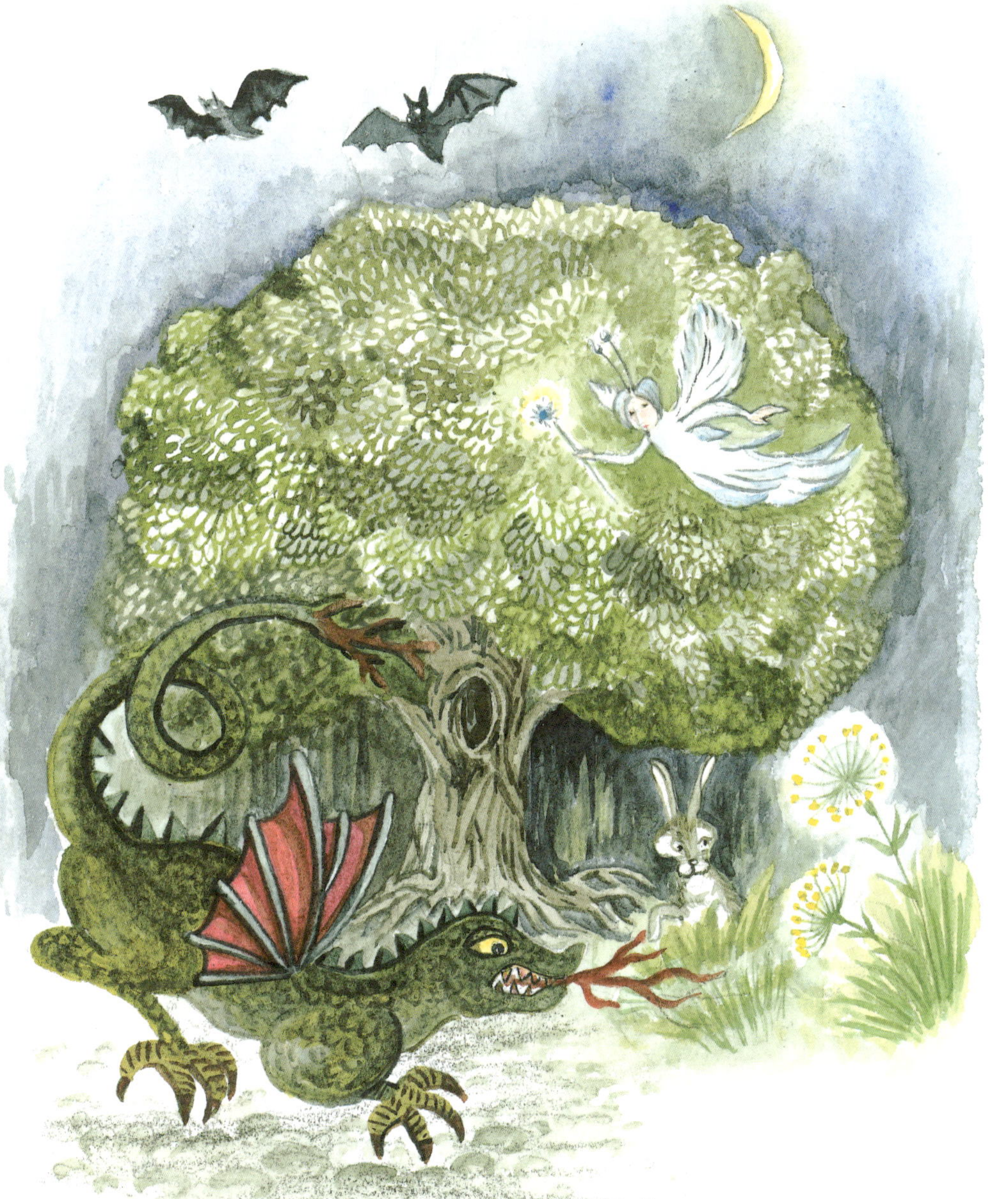

悪しきコウモリとウサギ

悪魔の使いとされるコウモリ

日が落ちた薄暗がりの空をひらひらと黒い紙片のような一群が横切るときがあります。上下左右、突然向きを変えたりと変則的に動くのですぐにわかります。コウモリです。都会でも樹木の茂るところにはよく生息しています。以前息子が小学生だったころ、コウモリを飼いたいというので店に見に行ったことがあります。果物を食べる種類で、思いのほか大きかった記憶があります。黒い羽はたたんで枝にぶら下がり、痩せたネズミのような貧相な顔で陰気に光る目でこちらを見ています。ペロペロと舌をひらつかせるその様子は邪悪そのもの。ゾッとしてとても一つ屋根の下で、一緒には住めないと思い息子を説得して帰ってきました。「悪魔の使い」として古くからヨーロッパで語られる所以を知った思いでした。

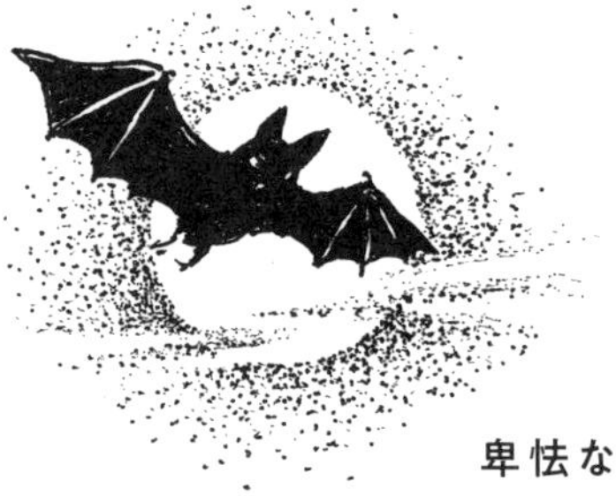

卑怯な裏切り者

魔女裁判が横行していたころ、魔女は邪悪で卑怯なコウモリに夜な夜な変身すると信じられました。イソップ物語でコウモリは、何度も味方を裏切り寝返る卑怯者として登場します。むかし昔、鳥類と獣類との戦争があり戦いは激戦になりました。そんななか、コウモリは鳥類が有利になると「自分は羽があるから鳥の味方です」と言い、獣類が有利になると「体に毛が生えているから獣の仲間です」と双方を欺きます。やがて両軍和解が成立するとコウモリはすっかり信用を失い嫌われて居場所がなくなって、暗い洞窟に隠れ住み、夜だけ飛ぶようになったということです。

実は恐ろしい存在だったウサギ

森や野原をすばしこく駆けまわる野ウサギ。とくに春先の繁殖期のウサギは狂おしいばかりで、ヨーロッパでは春と豊穣、多産の象徴とみなされました。さまざまな伝説もあり、その身体には妖精の血が流れていて、妖精はウサギに変身するとか、魔女はウサギに変身し狩人をだますなどと伝えられます。古代ゲルマンでは異界にすむホレおばさんや月の女神ダイアナ、愛と多産の女神フレイアとともに夜の森を駆けめぐると伝え、その様子は絵画でも見られます。

また多産と豊饒をつかさどる春の女神エオストレ（後にイースター）はこの世にウサギの姿で現れるといわれ、春祭り「イースター」ではイースターバニーとして登場します。多産であるため、女性の性的なもの、情欲と結びつけて、満月の夜にその性衝動はとくに激しくなると信じられました。そのため性的なものを嫌ったキリスト教では、わいせつな悪魔と魔女の象徴的動物とみなし、ある時期ウサギ肉を食べることを禁じたそうです。

全身やわらかな毛でおおわれた丸っこい体形、声帯をもたないため鳴くこともなく静かでおとなしい小動物。長い耳をあちこちに動かし、小さな鼻をひくつかせる様子は愛らしく、今日では誰からも好かれる生き物ですが、魔女が恐ろしい存在と信じられた時代にはウサギもともに邪悪な生き物と関連づけられたようです。

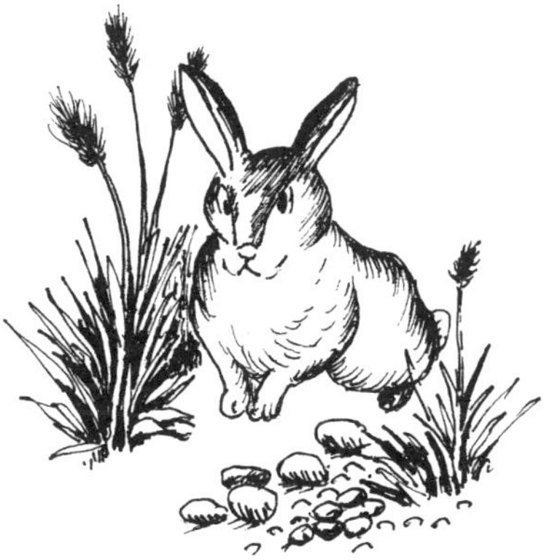

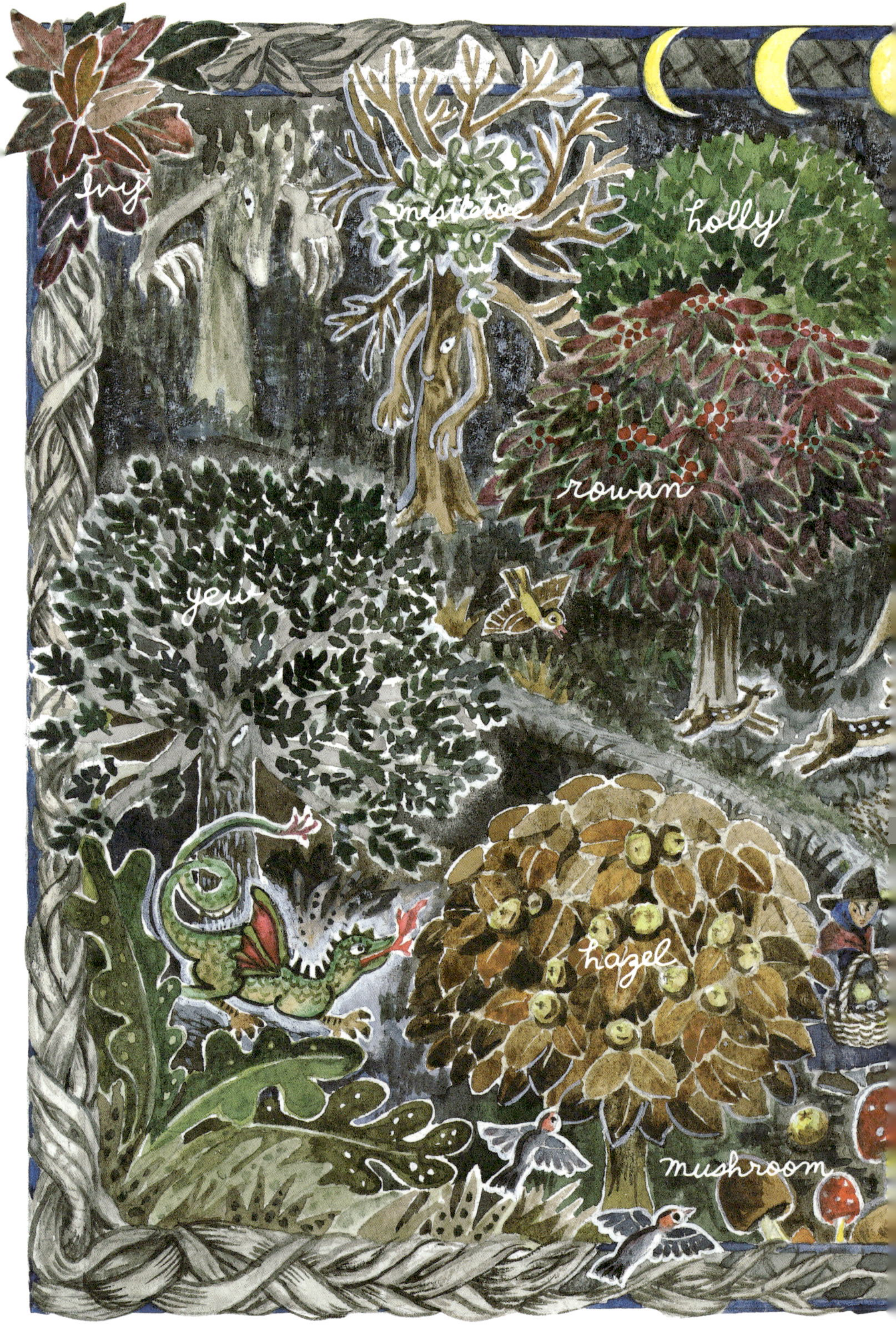
ivy
mistletoe
holly
rowan
yew
hazel
mushroom

魔女の森&原野
秋冬編

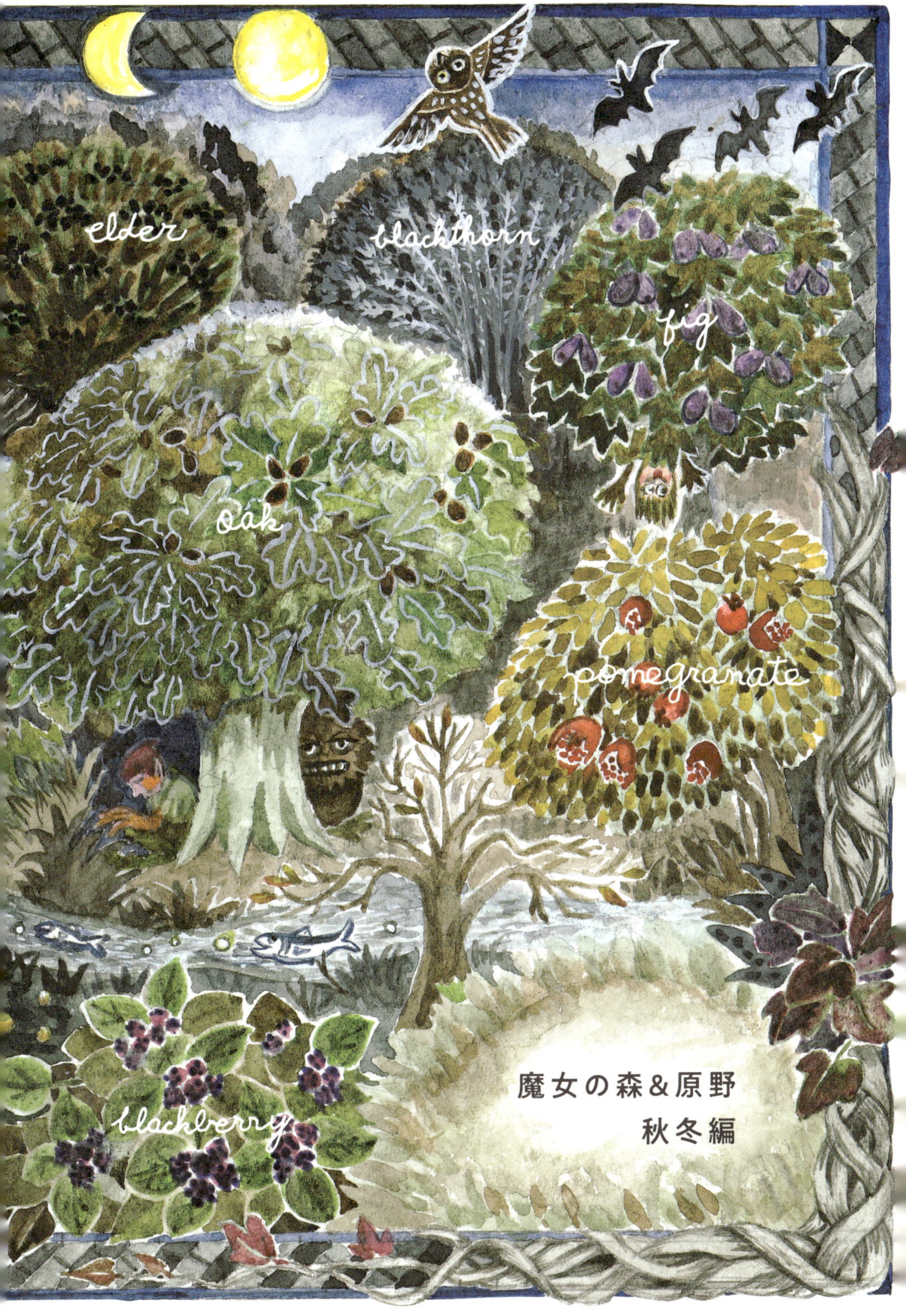

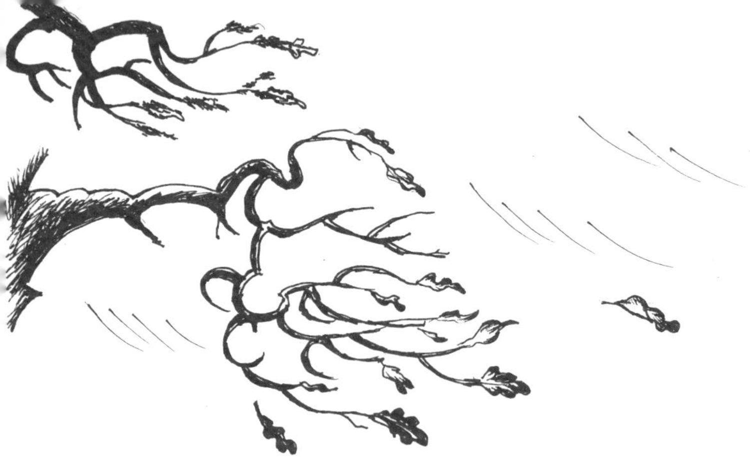

冷たい霧が森をおおい、厳しい北風が吹きはじめると
森はすべてを拒絶する不毛の季節に入ります。
そこでは神話や伝説の生き物たちが暗躍し、
侵入者たちを交錯の世界に引きずり込みます。

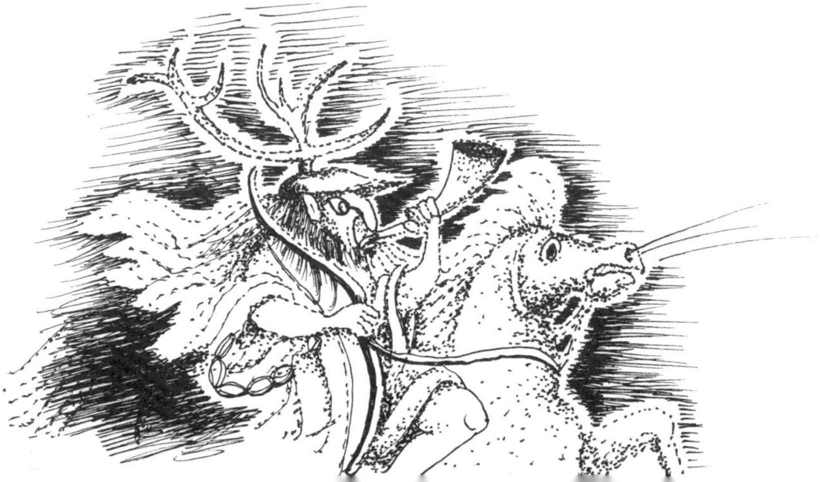

暮れゆく季節の森

光と影が完全に釣り合う「マーボンの祭り」を境に、魔女は日増しに短くなる太陽の光を惜しみつつ、きたるべき厳しい冬の準備にかかります。森の多くの樹木は葉を落とし、実を結び、湿った落ち葉のあいだからはおいしそうなキノコが顔を出して森は秋の恵みであふれます。魔女は早朝からキノコ狩りに出かけます。キノコ狩りは下ばかり見るので、ときどき方角と位置を確認しなければ道に迷ってしまいます。カゴいっぱいに収穫したキノコは持ち帰ると、乾燥させて薬用と食用に分類し、食用には塩ゆでや酢漬けにしてつぼに詰め、庭の収穫物といっしょに食料庫を満たします。キノコは有毒な種類が多数あるので、分類は慎重に行わなければなりません。森で集めた木の実は乾燥させて挽いて麻袋に入れ、これからの最も厳しい季節の食料として備えます。鳥の羽毛や秋にできる植物の綿毛も大量に集めて防寒用の衣服に詰めるなど、夜具作りにも専念します。魔女の秋は多忙を極めるのです。

やがて氷と北風が森を占領すると、生き物たちは姿をひそめ、代わりに神話の主人公や伝説の生き物たちが、冷たい風の勢いとともに目覚め、静かにうごめきはじめます。人間にとって森は大変危険な場所となり、魔除け草をもたずに森へ入ることは死を意味し、入ることができても森から戻ることはできないといわれます。

古代では、人々が近寄ることができない冬の森には、人間が垣間見ることがないもうひとつの世界への入り口があって、森は神の国、死の世界へ通じ、森の木は神託を伝える尊いものとしてあがめ恐れられました。

魔女は冬ごもりのこの時期、内なる自分を見つめるための心の旅路に向かいます。自身の本質を探し、見極めて、自分の可能性を時空を超えて追い求めます。

＊マーボンの祭り

マーボンとは古代ケルトの狩りの守護神の名で、この祭りは昼間と夜の長さが同じ秋分の日に祝います。実りを与えてくれた神に感謝し、輝かしい夏に別れを告げる魔女の８番目の祭りです。

異界への境界木

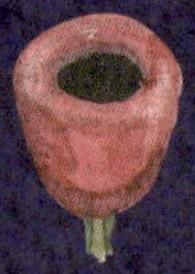

しっかりと大地に根を張り、天に向かって伸びる雄大で美しい樹木は、神の国へつながる神聖なものとし古代よりあがめられ尊ばれました。葉擦れの音は神が伝える神託として、神官たちが読み解き人々に伝えました。

樹木によっては神の国への入り口とされ、あの世とこの世をつなぐ境界木と伝えられる木もあります。

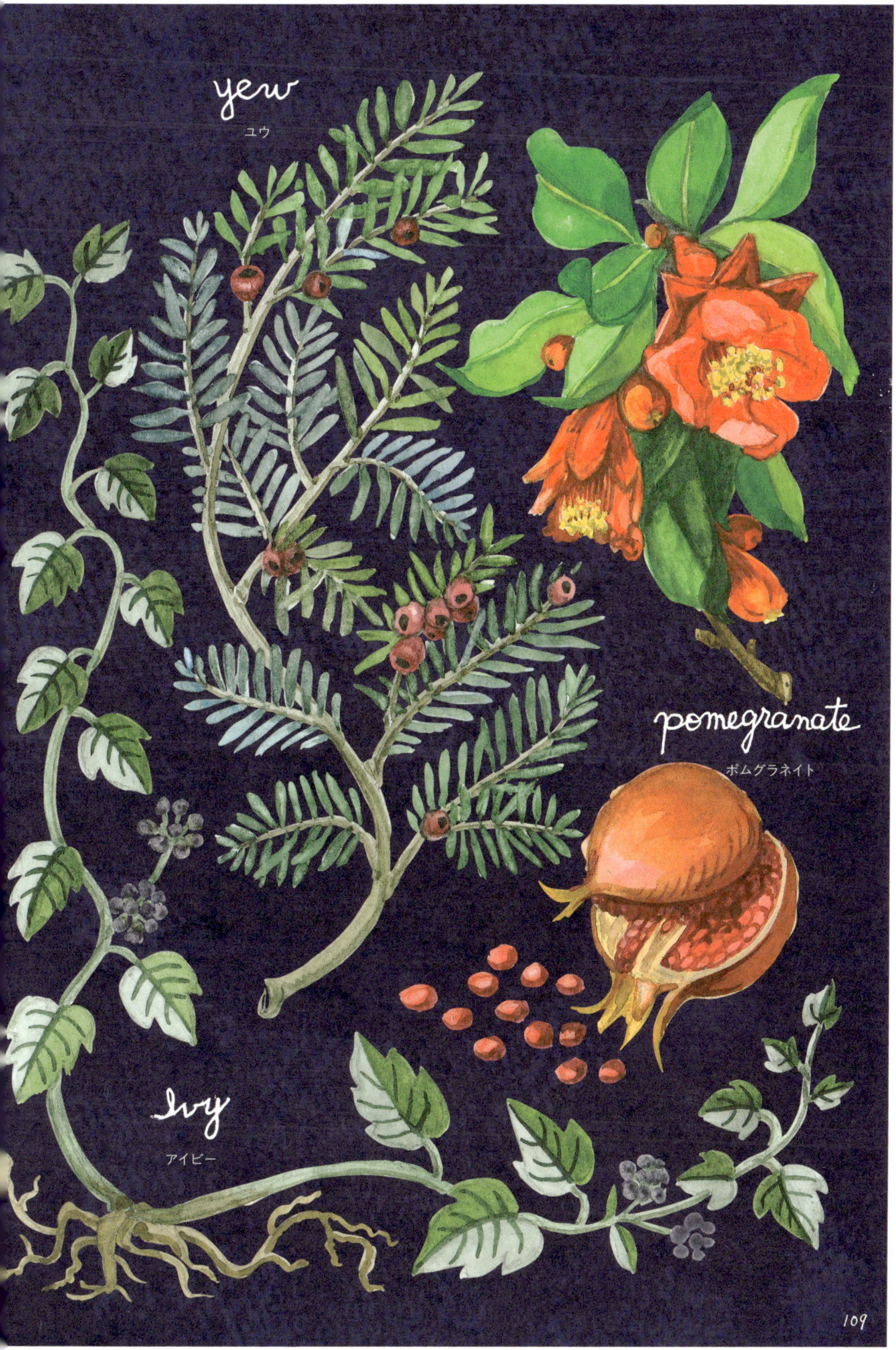
yew
ユウ
pomegranate
ポムグラネイト
Ivy
アイビー

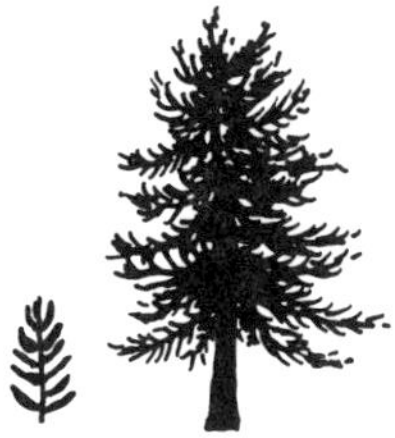

ユウ　Yew

ヨーロッパイチイ
Taxus baccata L.
イチイ科

生と死の狭間の永遠の木

水はけのよい石灰質の土地を好む常緑樹。光沢のある暗緑色の針状の葉を、鳥の羽のように枝の両側に伸ばし、成木は密に黒っぽく、樹冠はやや暗い印象があります。花期は早く、２月に雄花と雌花を別々の木に咲かせます。熟した実は真っ赤な肉厚のカップ状の果肉で、そのなかに大きな黒い種子がひとつだけ。この赤い実は食べられても黒い種子には猛毒があって、石器時代から毒矢に使用されました。木質は強固で弾力があるため古くから弓の材料に使われ、多くの王や英雄たちがイチイの弓で戦い、イチイの矢で命を散らしていきました。

そのため死との連想が強く、さまざまな伝説を残しています。ケルトではこの木は永遠への門前に立っていて、そこは現世の時間の外にあり、「永遠」に達することができると伝えます。

古代アイルランドでは「アイルランドの５本の魔法の木」のひとつに数えられました。「死のなかの生」と呼ばれ、あの世とこの世をつなぐ不死の木であり死者を守り浄化する木です。そのため墓地に植えられました。

またイチイの棒や枝には秘められた力があり、その所有者の意思をある方向に導くと伝えます。木のなかでも長寿で、樹齢数千年を超えるものもあり「永遠の木」とも呼ばれます。

『マクベス』の「魔女のごった煮」には月食の晩に切り出したイチイの枝が入ります。

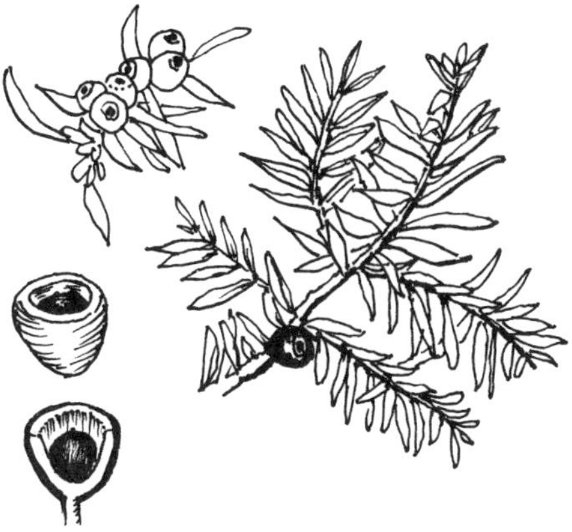

アイビー ⟜ Ivy

生と死を支配する奔放な踊り子

セイヨウキヅタ
Hedera helix L.
ウコギ科

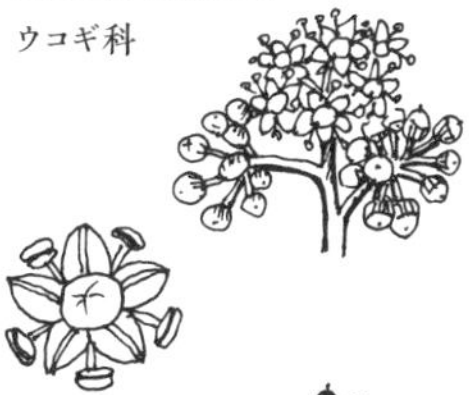

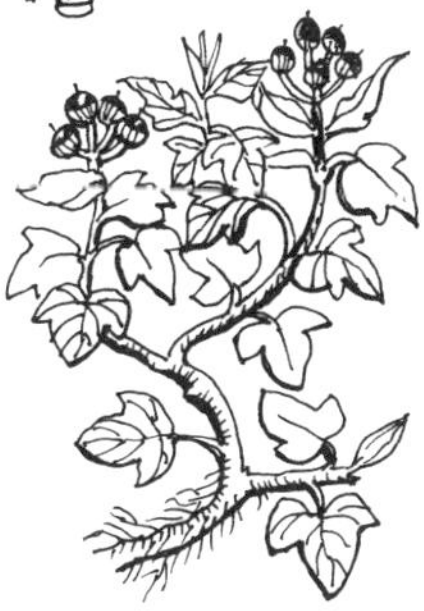

艶のある暗緑色の葉をもつツル性植物で、古く恐竜時代から地球上に存在します。茎の随所から小さなヒゲ根を出してものに絡みつき伸びていく様子はヘビや竜を連想させ、民族植物学者のシュトルルは「そのなかに爬虫類の精が潜み、これが大地の母、大地の竜と結びついている」と著します。初秋に花をつけ、冬に黒い実をつけるため、餌が乏しい冬の鳥たちのご馳走となります。古代ギリシャでは月の女神アルテミスに捧げられました。月は命を宿す女性の体と関係が深く、大地の豊かな恵を左右し、生と死の循環を支配します。うねうねと絡み付くこの植物は女性を代表するもので、豊穣や気まぐれの象徴でもあります。ケルトでは冬の神に捧げられ、墓地に植えられました。全草に毒があるので要注意な植物です。

ポムグラネイト ⟜ Pomegranate

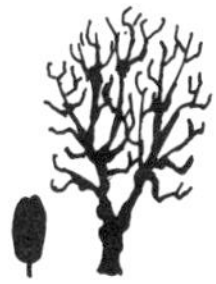

異界の果樹

ザクロ
Punica granatum L.
ザクロ科

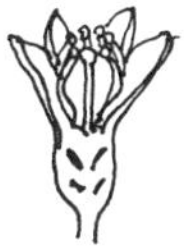

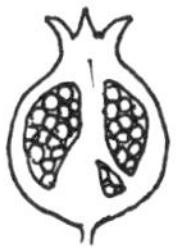

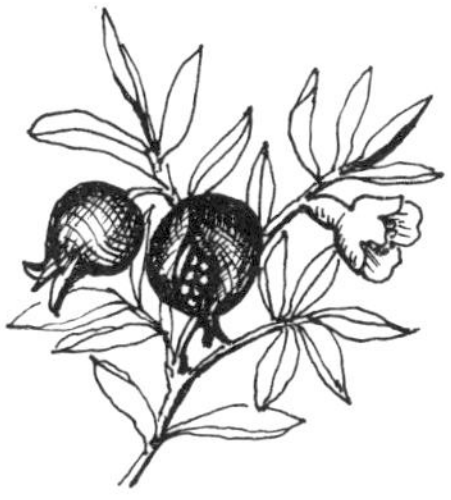

明るい緑色の葉が印象的な落葉樹で、６月ごろ、目にも鮮やかな深紅の花を咲かせ、葉との対照も美しく初夏を彩ります。秋に熟れた実は口を開き、なかから赤くて甘酸っぱいゼリー状の種子がぎっしりと現れます。古くから食用として栽培され、古代エジプトやソロモン王の遺跡にもザクロの彫刻が見られます。ギリシャ神話では、ペルソポーネが冥界の王ハーデスに誘拐されて食べさせられた果物として知られます。冥界の食べ物を口にしたものは冥界に留まらなければならず、母のデーメテル神は夫である全能の神ゼウスに頼むものの、冥界の掟を変えることはできず、食べたザクロの種の数の４～６ヵ月だけ彼女は冥界の王の妃として留まることになりました。その間は草木が生えない冬となりました。

知恵と魔法の秘密を知る木

樹木の樹齢は長く、種類によっては百年、千年の単位で生きます。雄大で美しくたたずむその姿は古代人の心を打ち、勇気づけ、癒し、やがて信仰の対象となりました。人より長く生きる木は、人知が及ばない叡智を蓄えていると考え、人々は木から多くのことを学びました。その実は神々の食べ物として自分たちも恩恵を得ました。

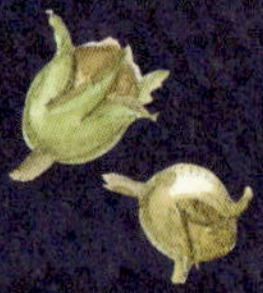

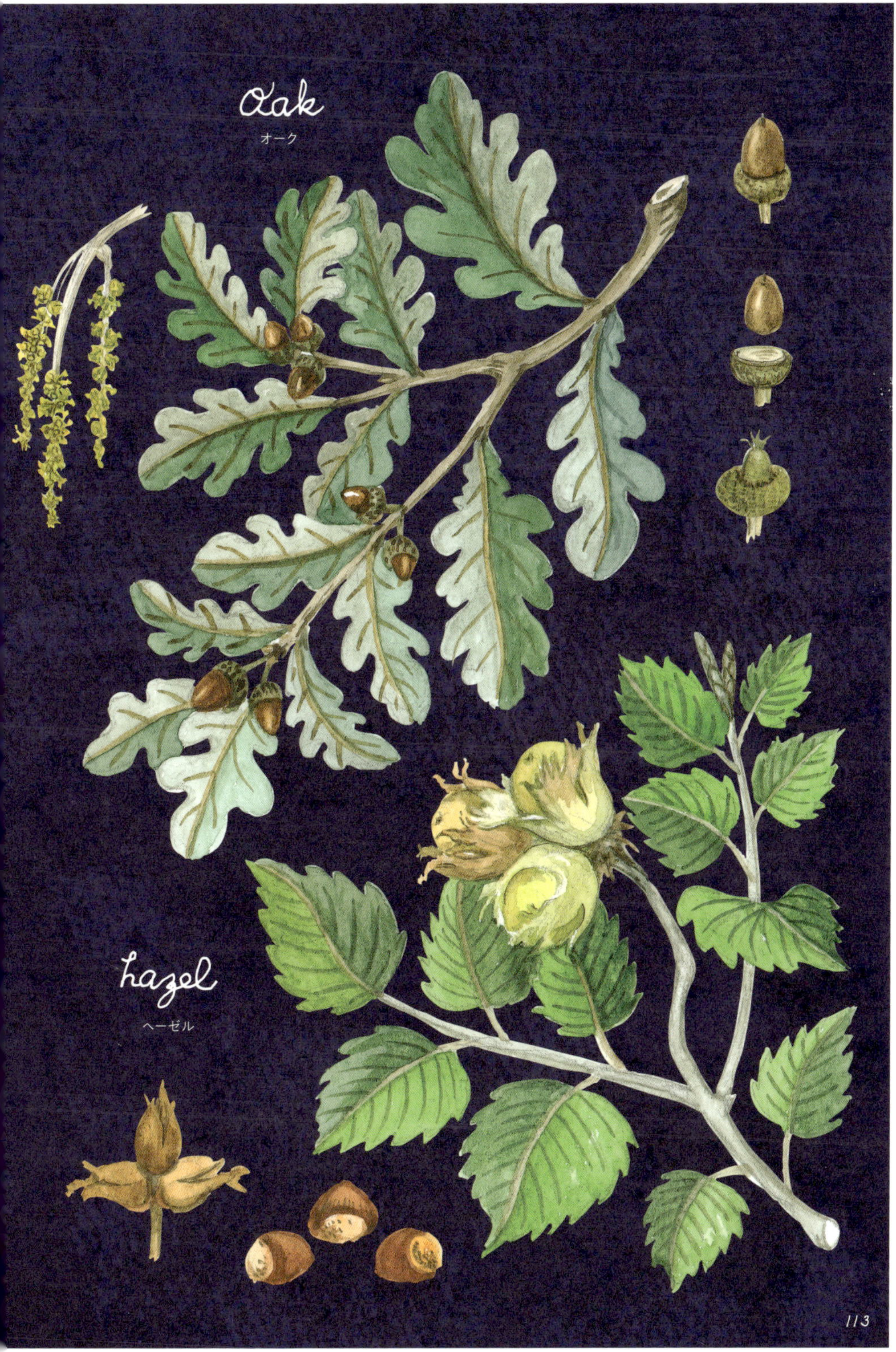
Oak
オーク
hazel
ヘーゼル

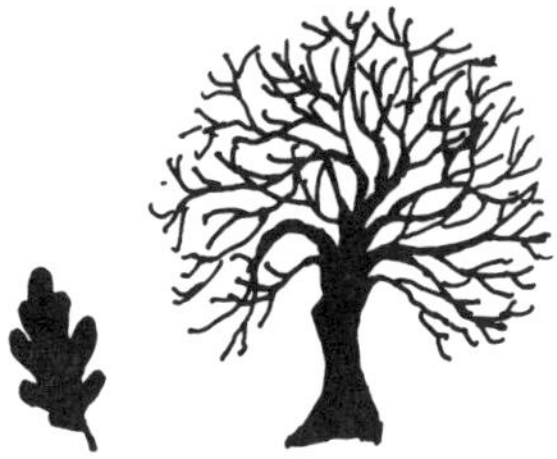

オーク ⟡⟡ Oak

ヨーロッパナラ
Quercus robur L.
ブナ科

神々の声を伝える神木

波打つ大きな葉が特徴の落葉樹。５月初めに、葉より先に花を咲かせ、馴染みのドングリは秋に実ります。

がっしりとした太い幹は空高く堂々と、枝葉はこんもりと広がって緑陰をつくり、鳥、虫、動物の命を支え、人々は古くよりその下で聖なる決め事をし、裁き、神事を行ってきました。古代の諸民族がこれほど崇拝した木はほかにないといわれます。

ギリシャ神話では最初に創造された木はオークで、人間はこの木から生まれたと伝え、この木を「母の木」と呼びました。ケルト人はこの木を最も神聖な木とし、神々の国と自分たちをつなぎ、神の声を伝え、内なる世界へ導く入り口と考えました。ケルトで最も力のある宗教家で詩人、天文学者でもあるドルイド僧はこの木の下で神事をなしオークのドングリを食べて予言を得て、宣したといいます。ギリシャ語でドルイドはオークを意味します。

古代アイルランド人は全知全能の神ダグダの木とし、すべてを受け入れ保護する寛容の神に捧げました。この木を切ればたたりがあるとし乱獲を防いだそうです。

オークは葉、樹皮、実ともに薬用となり、魔女は若葉で傷口を、樹皮は胃腸炎や下痢に処方しました。

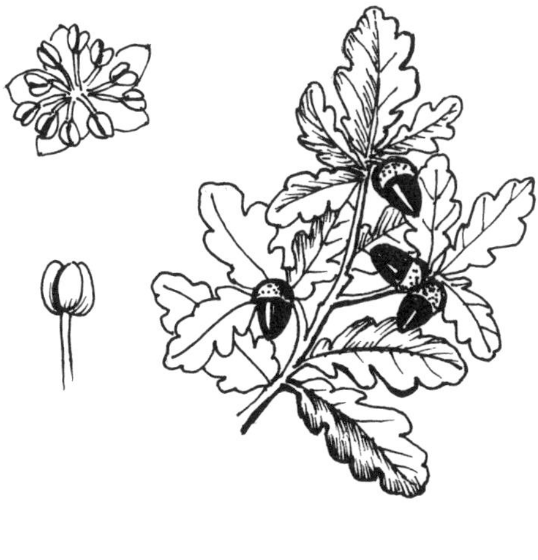

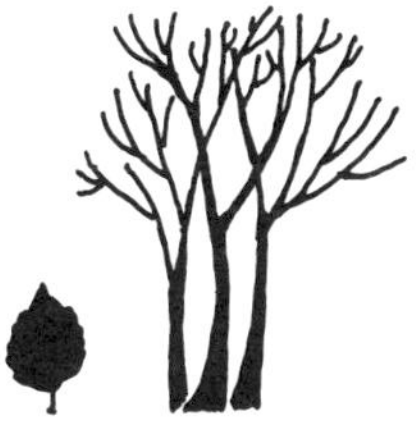

ヘーゼル ⟡⟡ Hazel

セイヨウハシバミ
Corylus avellana L.
カバノキ科

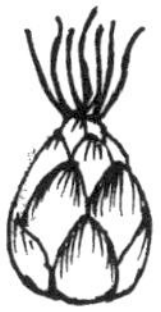

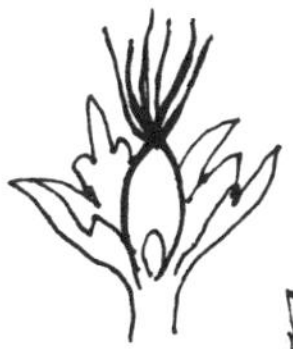

ハシバミ竜と知恵の実

葉は濃い緑色で楕円形、縁はギザギザの切れ込みがあり、秋に黄色に色づく落葉樹です。花は雌雄別々で１月ごろ、同木につきます。垂れ下がって咲くしっぽ状の雄花は明るい黄色で冬の殺風景な森を彩ります。秋には栄養豊富な果実をつけ、冬の貴重な栄養源となります。古代ケルト人は「知恵の木」とみなし、その聖なる実は、自然界のエネルギーを体内に取り入れ、不死を得ると同時に神々の食べ物であると考えました。ヤドリギを携えた大変古いハシバミの木の下にはハシバミ竜がすみつき、その竜の肉をほんのひと口でも食べたものは薬草の秘密を知り、動物の言葉を理解し、不死身になると伝えます。ハシバミの木は風と雲を支配し、太古の知恵をもつ天の竜と通じているのです。

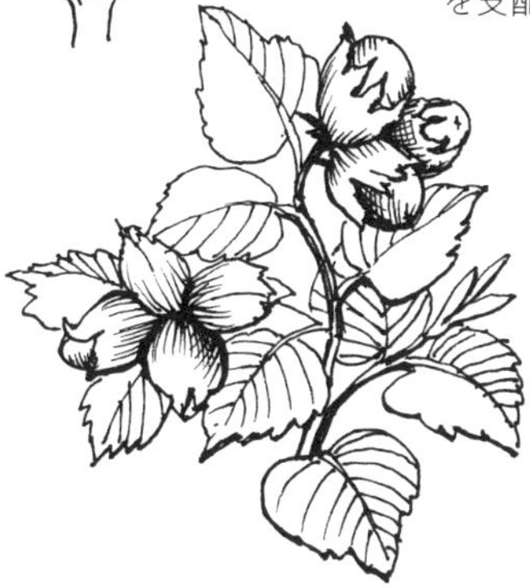

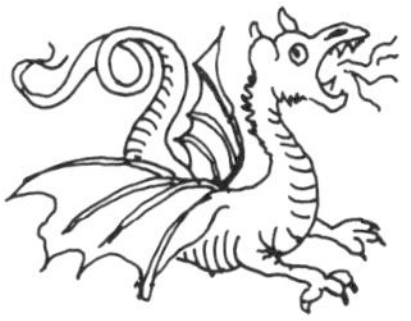

降参のしるし白旗の由来

古代ケルトでは野戦場や決闘の場はハシバミの枝で囲われ、戦いの結果は「神の判決」とされました。挑戦を受けた者は２週間以内に現れなければならず、現れない場合は名誉を失いました。皮をむいたハシバミの白いムチは放棄・降参を意味し、降参の印に掲げる「白旗」はこれに由来するといわれます。

森が育む彩り

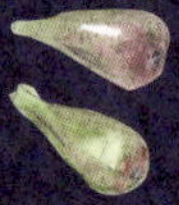

冷たい秋風が、輝かしい夏の思い出を押し消すように吹きはじめると、赤や黄色に紅葉した森は、一瞬華やかな錦の衣でおおわれます。栄養たっぷり、たわわに実った木の実は枝に重く垂れ下がり、雨の後の森にはキノコが列をなし、きたるべき厳しい冬に備えて恵み豊かな実りを提供してくれます。

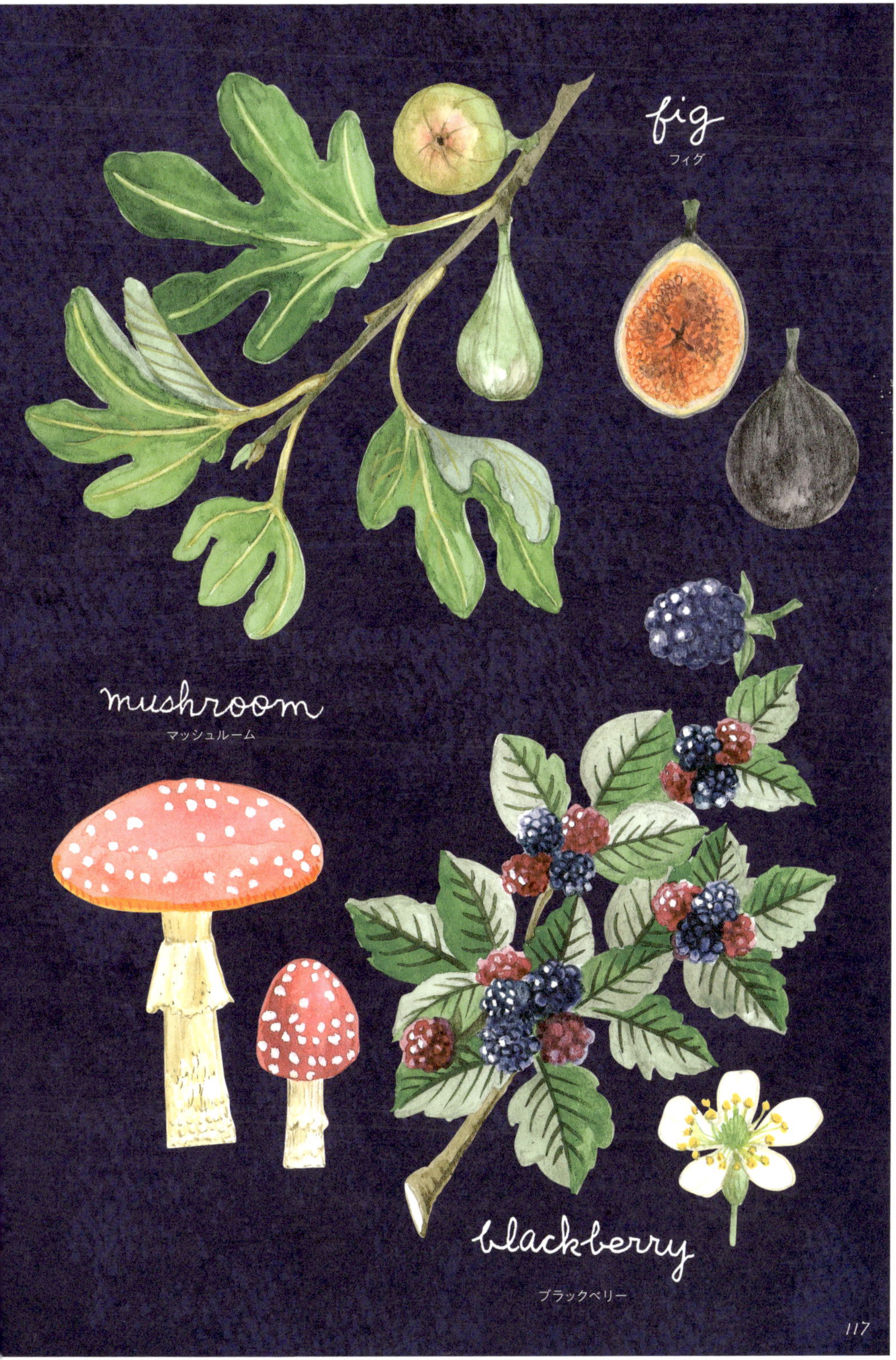
fig
フィグ
mushroom
マッシュルーム
blackberry
ブラックベリー

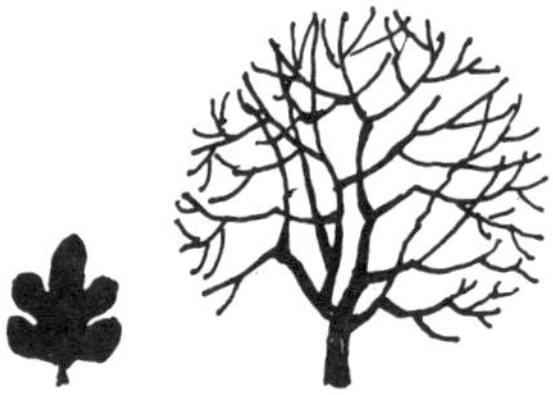

フィグ ⟡ Fig

イチジク
Ficus carica L.
クワ科

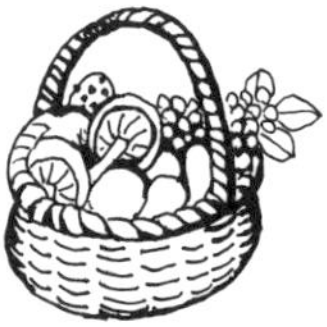

命を育む生命の木

手のひらを広げたような深緑色の葉は大きく３～５つに深く裂け、薄緑色の葉脈は太く、くっきりと特徴的です。葉や茎に傷をつけると白い乳状の液が出るのも印象的です。花は「花のう」という袋のなかで開花し、そのまま秋に熟します。

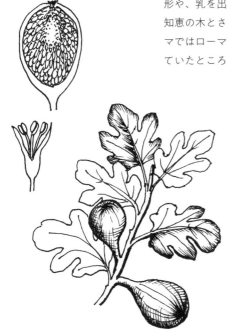

イチジクの実は日本でも古くから食されていますが、ヨーロッパでも歴史は古く、古代ギリシャ人の主要食品のひとつでありました。体力と脚力を増進するというので、競技者はこれ以外の果実を食べなかったといいます。食用としての滋養が高く各国で古くから食されたのと、葉や実の形や、乳を出すといった植物的な特徴からか、生命の木や知恵の木とされ、多くの伝説が残されています。古代ローマではローマ帝国の創建者ロムルスとレムスは、捨てられていたところを、イチジクの木陰で狼の乳を吸って育ったと伝え、「命の木」としての聖木であり、新年の贈り物にしたといいます。また、古代エジプトでも生命の木とみなし、多産、愛、歓喜の女神ハトホルに捧げました。聖書ではアダムとイブが禁断の実を食べて目を開いたら裸体であることに気づき、恥じてイチジクの葉で体を隠した話は有名です。

また、その果実は性的な連想をさせることから、不妊に悩む人の占いなどに使われました。現代ではペクチンを豊富に含むため腸の働きを活発にし、便秘に効果的で、カルシウムや鉄分などのミネラルも豊富で人気が高まっています。

ブラックベリー ⟜⟞ Blackberry

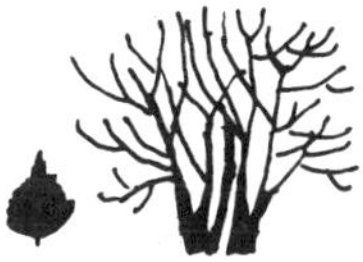

悪魔の唾《つば》がかかった実

ブラックベリー
Rubus
バラ科

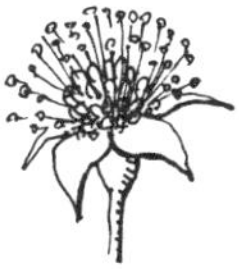

明るい緑色の葉のへりはギザギザの切れ込みがあり、葉の裏は白く、風が吹くと表裏の色の対比が美しいです。６～７月に淡いピンクの花を房状に咲かせ、花後、甘酸っぱい実をたくさんつけます。青かった実は８月には赤く、晩秋には光沢のある黒い実となります。熟しすぎた実はまずく、ハエが卵を産むため、アイルランドでは子供が食べて腹痛を起こさないように「10月10日に悪魔が唾をかける」といって用心させたといいます。旧暦でこの日は悪魔が天国を追われた日だそう。薬効もあって古代ローマでは花や実を痛風の治療に役立てました。魔女はこの実で作った酢を咳止めや炎症に用いました。今日ではポリフェノールやクエン酸が豊富なこともわかり、美白・美顔の美容に、疲労回復に使われます。

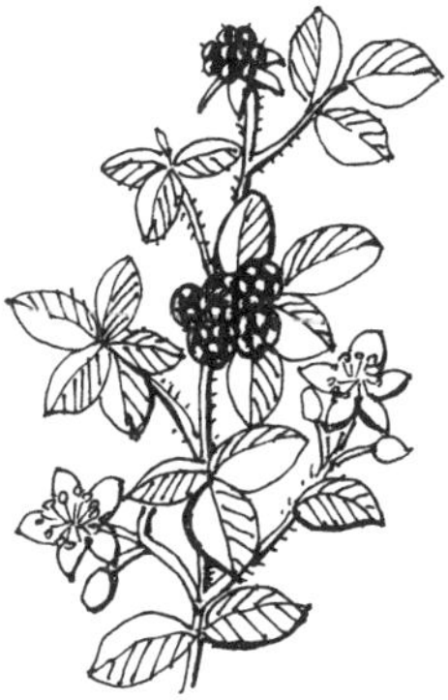

マッシュルーム ⟜⟞ Mushroom

森が育む大地の恵み

キノコ
Fungi
菌類

キノコは不思議な生き物です。何もなかった森や林に一夜にしてニョキニョキと出現し、その色や形はさまざまです。地面から生えるにもかかわらず、それは植物ではなく菌類の仲間で、肉眼では見えない胞子で繁殖します。枯れた植物や動物の死骸を分解し、樹木と共存して太古から脈々と森をつくってきました。栄養価も高く古くより食用にされましたが、その種類は多く、毒キノコもたくさんあって、幻覚を起こすものから死に至らしめるものもあります。また森や林に突然、輪のようにキノコが生えることがあります。この不思議な現象を北欧では「妖精の輪」と呼び、妖精たちの輪舞の跡、チェコでは竜の「休息場所」と伝えました。ドイツでは「魔女の輪」といって魔女集会の跡と考え、不可解なものの仕業とされています。

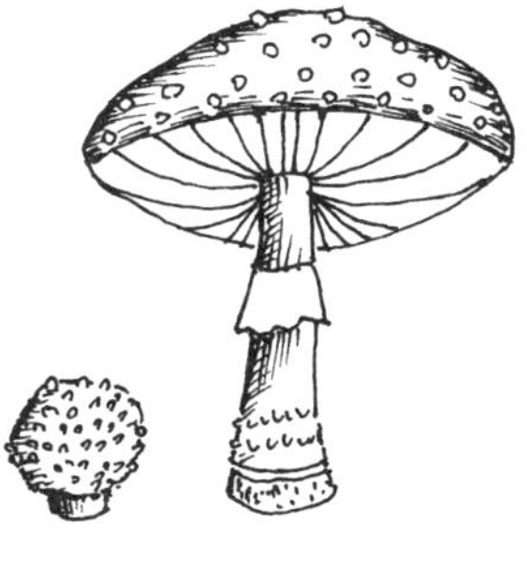

＊イラストのキノコは「ベニテングタケ」。有毒とされている種類が多く、食すことは厳禁。

不死身の霊木

樹木には古代より霊木としてあがめられた種類があります。それは人々に多くの恩恵をもたらすものや、不思議な生い立ちがあったり、ほかの木が枯れる不毛の時期にその木だけ青々と葉を茂らせる異常な生命力を感じるものです。古代人はそこに人知を超えた何か尊い存在を見出し、祈りの対象にしたのでしょう。

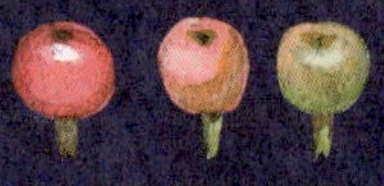

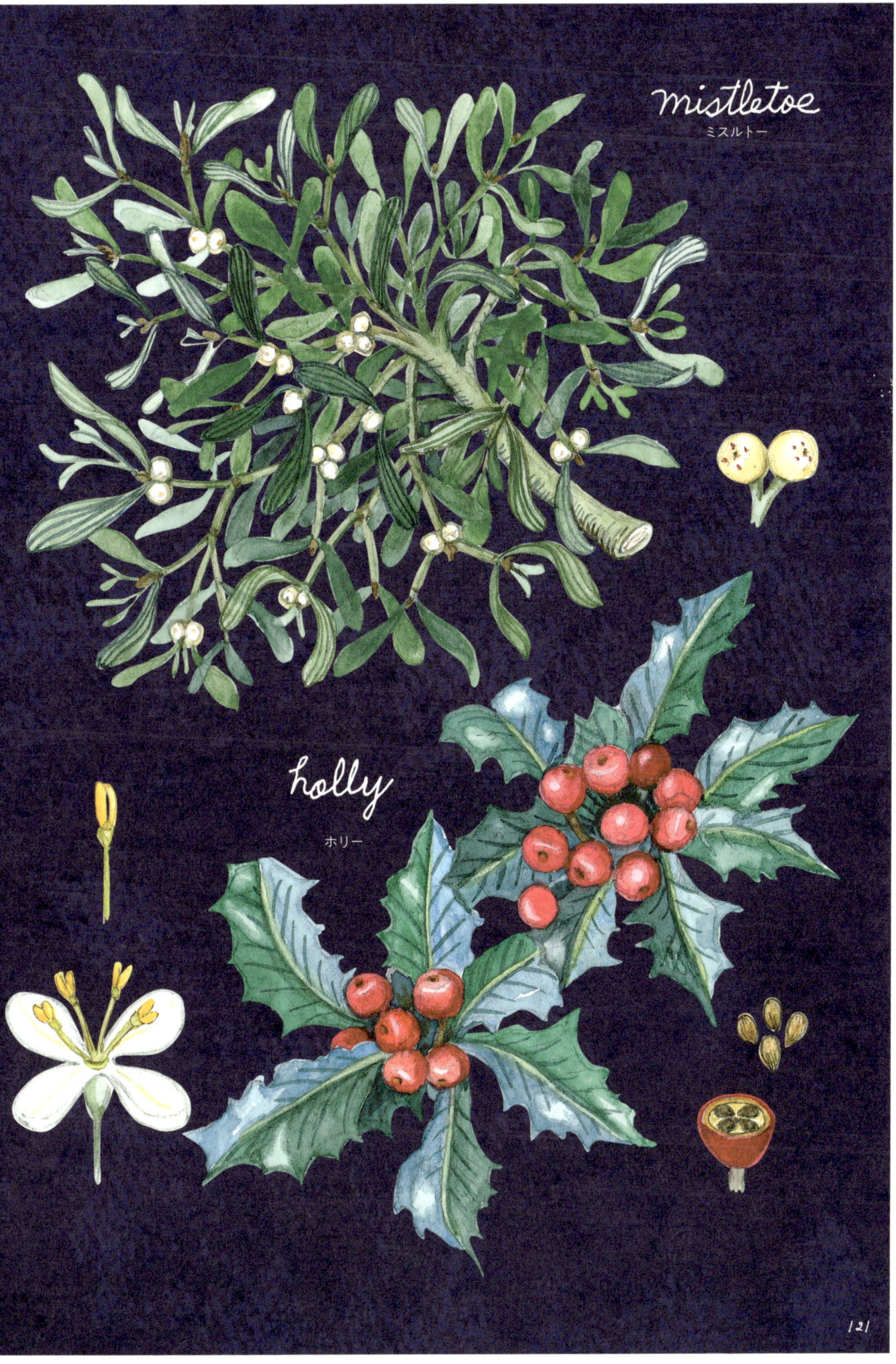
mistletoe
ミスルトー
holly
ホリー

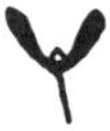

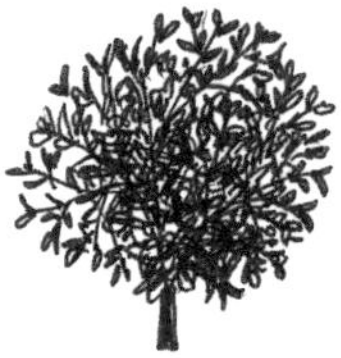

ミスルトー ◇-◇ Mistletoe

セイヨウヤドリギ
Viscum album L.
ヤドリギ科

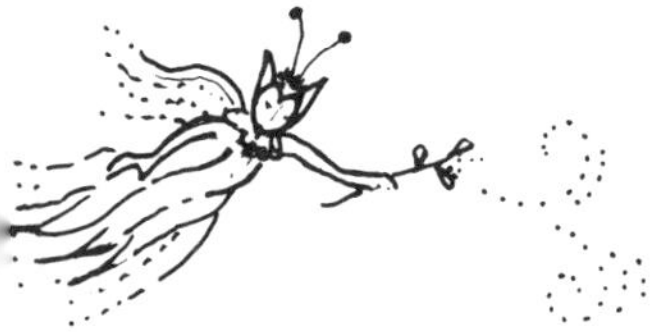

神秘の聖木

ヤドリギという和名が示すとおり、寄生木で、ほかの木に宿って養分を吸い成長します。流れるように美しい枝葉は常緑で、多くの樹木が葉を落とし、裸枝を寒風にさらしている冬季、太陽のリズムから解放され、青々と葉を茂らせ、真珠のような白い実をつけます。

そんなヤドリギには不思議な力が宿ると信じ、古代諸民族の多くが神聖視しあがめました。ユーラシア大陸の旧石器時代の先住民から古代ケルト、北欧神話、キリスト教伝説まで多くの民間伝承に登場します。

古代人は木でも草でもないこの不思議な植物を「中間の木」とみなし、夜と昼の間、睡眠と目覚めの狭間の瞬間、生と死の縫い目、あらゆるものから解放され不可能が可能になる魔法の領域に属すると考えました。このように魔術的な木の採取は一定の時期と儀式のもとにのみ許され、年に一度特定の日に石か黄金のおので採り、白い布で受けとめるか、魔法の手である左手で捕まえます。なぜなら土を嫌って樹木の高いところに育つこの植物は、土に触れると穢れるからです。白い実のベトベトした液は万物を産み落とす偉大な女神を孕ませる宇宙の雫であって豊穣の象徴。ケルトでは子宝に恵まれ、万病の薬、幸せをもたらす黄金の木です。

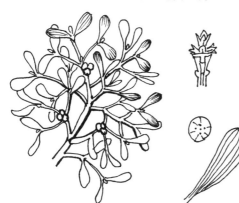

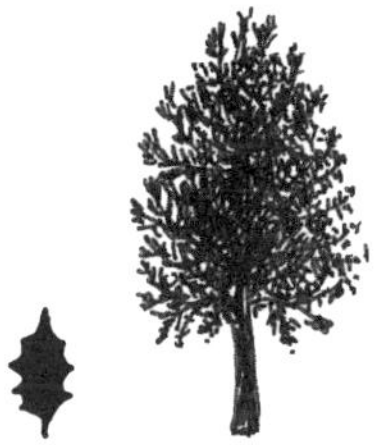

ホリー ◇ Holly

セイヨウヒイラギ
Ilex aquifolium L.
モチノキ科

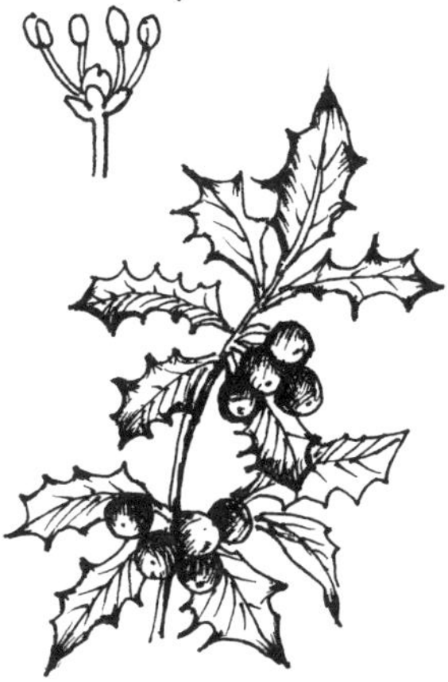

愛と豊穣の聖木

寒さに強い常緑樹で、樹皮は銀灰色、厚く堅い葉の表は艶のある濃い緑色で裏側は淡い緑色。トゲを意味する学名のとおり、葉のふちに鋭いトゲがあるのが特徴です。初夏に4弁の小さな白い花をつけて、冬には真っ赤な実が緑の葉を彩り、冬の景色に見事なコントラストをつくります。その実はツグミの好物ですが、人が食べると激しい嘔吐と下痢を起こします。ケルトでは聖なる植物で、ヨーロッパ各地で魔除けとして戸口に下げました。とくにイギリスでは愛と希望の象徴の木として、今日でもクリスマスには暖炉やかまどにヒイラギの小枝を飾って、家族を祝福してくれる精霊を迎えます。

古くから薬用として乾燥葉を煎じて、感冒、肋膜炎に、魔女はその実を吐剤、下剤に使用しました。

サンタクロースとヒイラギと煙突

温かい食事を作り、暖をとるかまどは、欧州では昔、家の心臓部で家族の中心であり、それに続く煙突は家の精と先祖の出入り口と考えられていました。そのため、その通路は魔力のあるヒイラギの枝で清めておく必要がありました。クリスマスの精霊サンタクロースも真夜中に降りてきて家人を祝福します。中世の絵に魔女が煙突から飛び立ち、魔女祭りに向かう様子が描かれています。煙突は不思議な世界の出入り口なのです。

豊かな実りの魔女の木

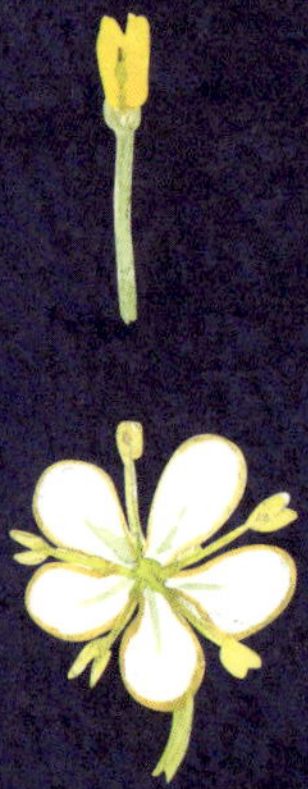

厳かに天にそびえ、多くの恵みを与える樹木は古代人の信仰の対象で、あがめ祀られましたが、反面、暗いイメージのもうひとつの顔を隠している樹々があります。それは生と死を連想させるその樹木の特性と、生い立ちに深く関わり、その二面性ゆえに「魔女の木」と呼ばれ、尊ばれると同時に恐れ避けられました。

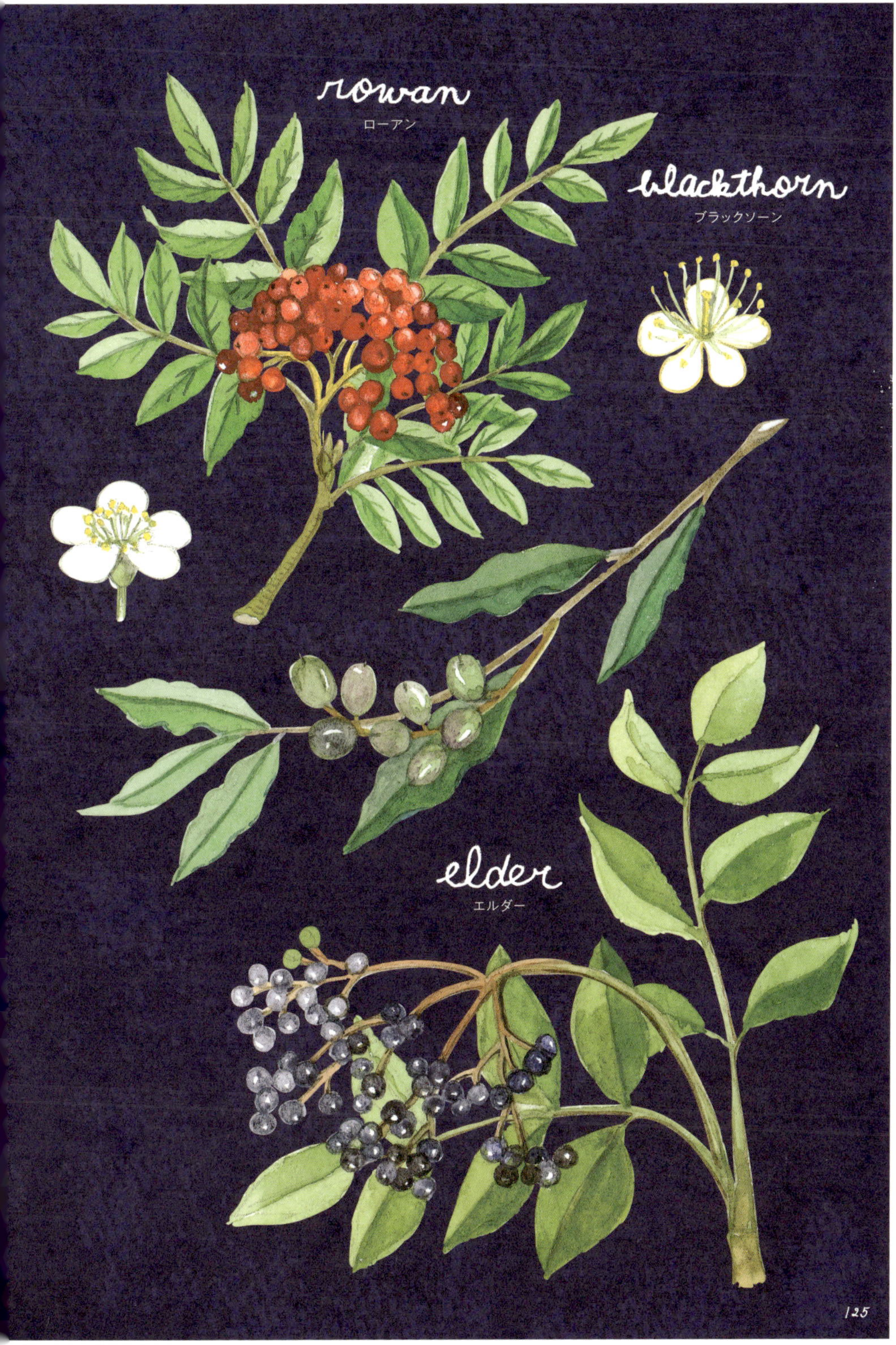
rowan
ローアン
blackthorn
ブラックソーン
elder
エルダー

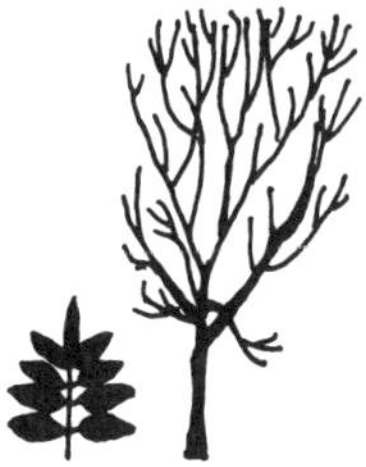

ローアン ⟡ Rowan

セイヨウナナカマド
Sorbus aucuparia L.
バラ科

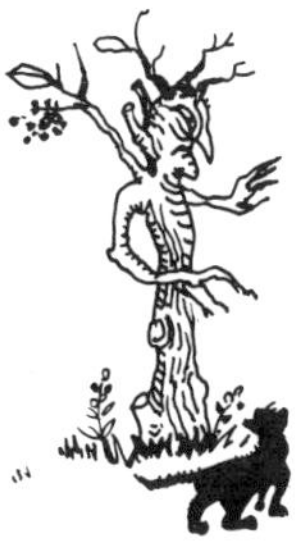

魔女の神ブリギットに捧げる木

　銀灰色の樹皮はなめらかで、天高く伸びる枝はしなやかで雨風によく耐え、寒さにも強い美しい落葉樹です。晩春に香りのよい白い小さな花を房となって咲かせ、秋には燃えるような赤い実をたわわに実らせ、鳥たちの憩いの場となります。赤い実は生命の色、炎の色で、ケルトの女神ブリギット、魔女の女神に捧げる聖なる木です。ブリギットは「高貴な者」の別称をもつ水と火と癒しの神で、治癒、工芸、詩をつかさどり、３つの顔をもつといわれます。女性や子供、生まれたばかりの動物を守るためナナカマドでできた燃える矢を携えて、猛然と戦う激しい戦いの女神でもあります。ケルトの最高的存在であるドルイド僧の家に生まれ、異界の牛の魔法の乳で養われたブリギットは、尽きることのない食べ物を与えてくれる恵みの神です。

　アイルランド伝説では、一匹の竜によって守られるナナカマドの木があり、その赤い実は９回の食事に相当する栄養を備え、傷ついた者を癒し長寿をもたらすと伝えます。実際、ナナカマドの実はビタミンＣを豊富に含み強壮剤として今日、高く評価されていることは驚きです。魔女は乾燥した渋い実をリウマチや痛風、壊血病、風邪などの「冬の病気」を追い払うのに役立てます。

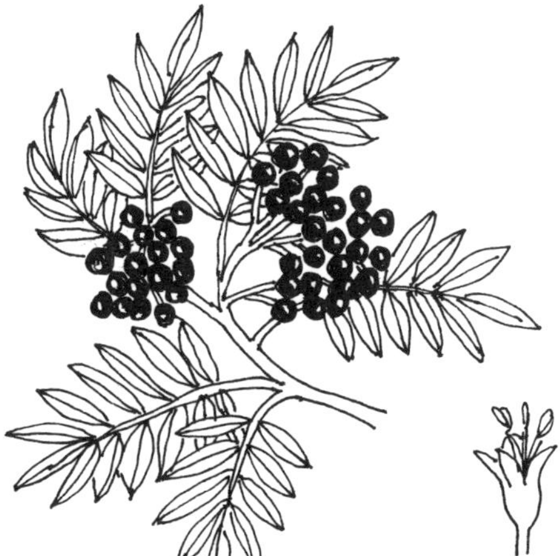

エルダー ⟡ Elder

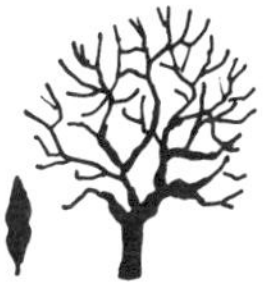

セイヨウニワトコ
Sambucus nigra L.
レンプクソウ科

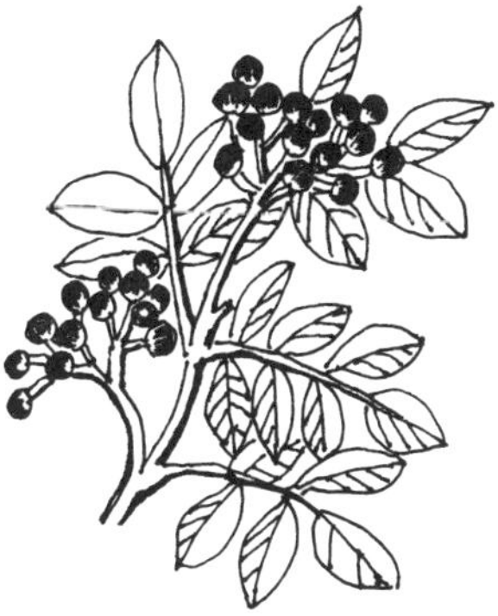

魔女のすみか

　明るい緑色の葉の落葉潅木で、初夏によい香りの白い小花を房状に咲かせ、秋には艶のある黒い実をびっしりつけます。酸っぱい実はビタミンCを多く含み、はちみつで割って咳止めになり、花のお茶は風邪から腹痛まで古くから飲まれる代表的なハーブティーです。花、実、葉、根、いずれも薬効に富み、「庶民の薬箱」と呼ばれるほど。有用であればあるほどその植物には強い不思議な力があると信じられ、多くの伝説が残されています。

　この木には魔女がすみ、葉擦れの音は魔女のささやき、その花の汁は乙女を美しくするといわれ、花の化粧水は有名です。デンマークでは「ヒュールマーン」という木の精がすんでいて、この木を切ったり傷つけたりすれば必ず報復があるとされます。ドイツでは異界の境界木で、暗い神秘の世界への入り口です。

ブラックソーン ⟡ Blackthorn

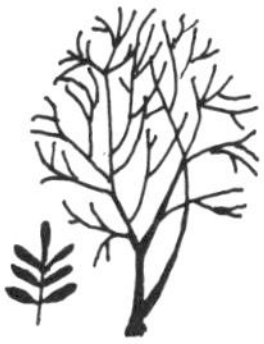

スピノサスモモ
Prunus spinosa L.
バラ科

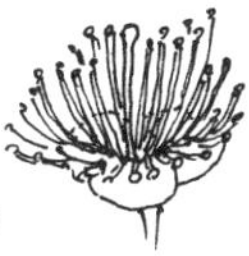

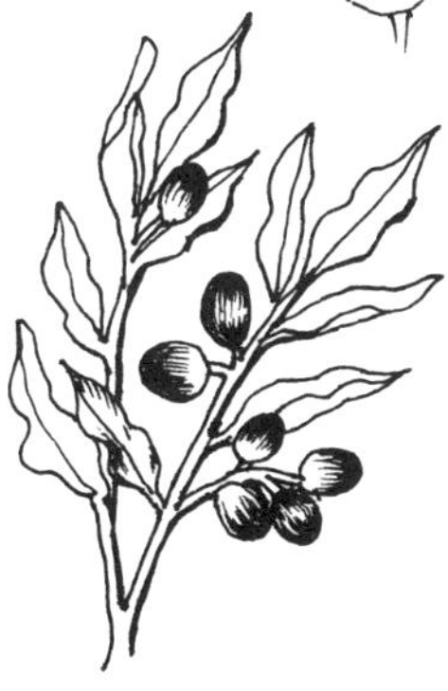

黒いトゲの魔女の木

　3～5月の早い春に、葉よりも先に純白の5弁の花をたくさんつけます。英名は黒い樹皮と長いトゲに由来します。

　一夜にして冬の黒い棘枝は真っ白い花でおおわれることから「黒い冬の女神が現れ、一度に白い少女に変身する」といわれ、この木は生と死、冬と夏、宇宙と大地の異なる相の間に立つ「魔女の木」とみなされました。若い枝に生える脇芽は、やがて成長すると長くて硬いトゲとなり、密に育ったトゲの茂みは、いかなる侵入者も許さないイバラの防壁となります。キリストのイバラの冠はこの木であるとして、キリスト教からは不吉な魔女の木と烙印を押されています。

　毒を塗った硬くて長いトゲは「眠りのひと刺し」と呼ばれ恐れられました。

森&原野の住人たち 01

DRAGON 竜

知恵深く、力強い伝説の生き物

ヨーロッパで竜は、知恵あるもの、大地のエネルギーと最も古い記憶をもち、太古の言葉を語る伝説の生き物です。森深く洞穴や大樹の下にすみ、通人では太刀打ちできない絶大なパワーの持ち主として、多くの神話に登場します。ギリシャ神話「アルゴー船物語」では、巨大な竜が聖なる森の大樫に掛かる“金羊の皮衣”を守っています。主人公イアーソーンは王位奪還のため、それを持ち帰らなければなりません。イアーソーンが竜に近づくと「恐ろしい唸り声をあげて威嚇しその声は辺りにこだまし、森の奥ばかりか、国中に響き渡るほど」と語ります。眠りを知らないこの竜はらんらんと輝く目で睨みつけ、彼は思わず尻込みます。結局、彼を救ったのは後に妻となる薬草に長けたメーディアでした。彼女は呪文を唱えながら竜に近づき、香の汁に浸したイチイの枝を竜の眼にふりかけ、さらに呪文を唱え続けます。最後にはすっかり竜を眠らせ、イアーソーンは金羊の皮衣を手に入れます。

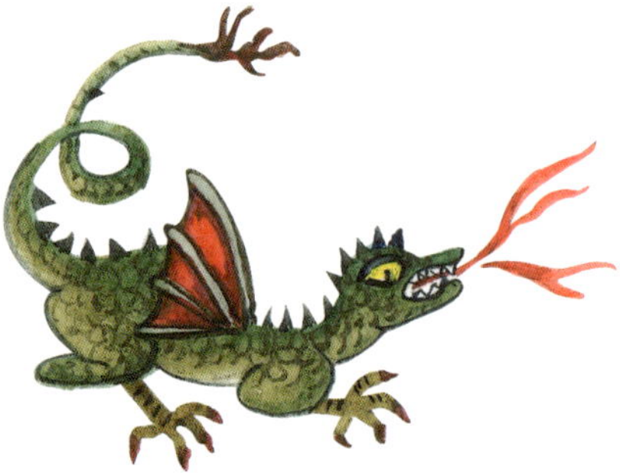

ハシバミ竜

古代ケルト伝承の竜はもう少しかわいく小ぶりで、とても賢く、ヤドリギがついた古いハシバミの木の下にすむといいます。その肉をほんの少し食べただけで、薬草の秘密を知り、動物や植物、妖精と話すことができると伝えます。

森&原野の住人たち 02

FAIRY 妖精

森にすみ、人々を翻弄させる精霊

ヨーロッパでは古くから、不可解な出来事や不思議な現象は妖精のいたずら、妖精の仕業とする文化があり、突然現れるキノコの群生を「妖精の輪」「妖精の踊り」などと呼びます。今でもアイルランドでは妖精と出会ったという人々が数多くいます。妖精というと羽が生えた美しい小さな生き物を想像しますが、その種類は山ほどあって、人間にとって良い妖精から悪い妖精、大きい妖精や小さな妖精、美しいものや醜いものまでさまざまです。

彼らは豊かな実りの精霊でもあり、季節の変化や植物の成長に深く関わっています。今日も続く春迎えの祭りでは若い男女が足を踏みならし跳びはねるダンスをします。これは、まどろんでいる地の精霊を目覚めさせ、作物の成長を促すための踊りで、昔のなごりです。

森は妖精のすみかで、森を犯したり、汚したりするものには容赦ない報復が待っています。たとえ森に悪さをしなくても、いたずら好きの妖精は人を道に迷わせたり、踊りに誘って家に帰れなくします。妖精の国の時間と私たちの時間は大きく違い、妖精の国で過ごしたほんの数時間が、現世では多くの歳月が過ぎているということがあります。

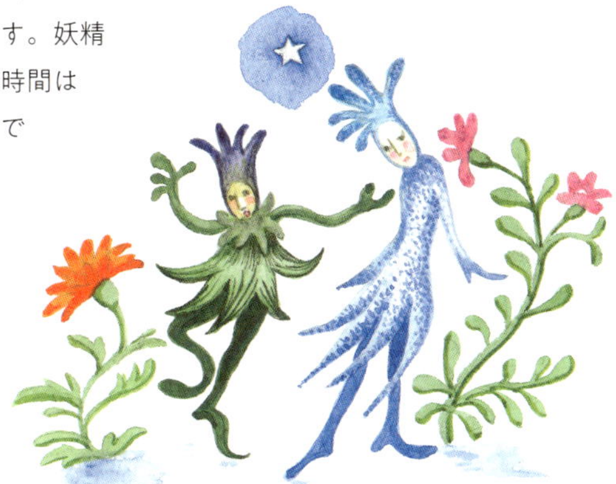

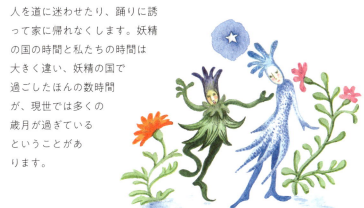

魔女の庭の裏話　後編

毒の話

人を死に至らしめる危険な植物、それは毒草と呼ばれ古代より人々が危険を承知で使用してきました。ある時は狩猟や戦いに、ある時は邪魔者を消すために。毒草と聞くだけで心の底がドスンと重くなります。そんな毒草を物語に効果的に登場させたシェークスピアは、かなりの薬草通だったようです。

『ハムレット』で、父王の耳に注がれた毒液“ヘボナ”は本書でも紹介したユウ（イチイ）だったとか。また『ロミオとジュリエット』でジュリエットが飲み仮死状態になった薬液はアヘンだったのではといわれています。『マクベス』では魔女鍋にやはりイチイの枝が投入されます。イチイといえば筆者は子供のころ、イチイの木でよく遊び、赤い実も食べました。

フランスの森で見た黒衣の魔女

これはフランスに住んでいた友人から聞いた話です。

ある年の秋、彼は友人にキノコ狩りに誘われ遊びに行ったそうです。友人宅はパリ郊外の大自然のなかにあり、友人の勧めもあってしばらく滞在することにしました。紅葉した森は美しく、落ち葉の下からはさまざまなキノコが顔を出し、散策しながらのキノコ狩りは楽しく、毎日おいしいキノコ料理を満喫していました。ところが、ある時から、彼には気がかりなことがありました。

それは窓から見える木々の間を黒衣の老婆がひとり、いつも同じ方向に入って行くことでした。重いものを心に抱えているような、何かぞっとする黒い後ろ姿は、ひそひそと木々の間を毎日、毎日通って行きます。家人にそのことを尋ねると、思わぬ答えが返ってきました。

この森の下には洞穴があって、昔ペストが大流行した時、ペストの蔓延を防ぐため、ペスト患者を洞穴に閉じ込め火を放ち、焼き殺したというのです。

黒衣の老婆はその魂を悼み鎮魂に通っていると。そういえば、森を散策している時、枝でつく地面の音がほかと違う場所があったことがありました。下は洞穴だったのか……。

この森で採れるキノコは森の滋養だけではない、非業の死を遂げた人たちの無念の呻きと断腸の叫びが生かしているのかもしれない。のどかで美しい森もそんな悲惨な物語を隠し持っていたのかと友人宅を後にしたそうです。

フランスの森で見た黒衣の老婆は、人々の闇を背負った魔女そのものだったと今でも思っているそうです。

知らないと怖い身近な毒草

子供のころ、札幌に住んだことがあります。家の近くに大きく枝を広げた立派なイチイの木がありました。そのあたりではイチイではなく“オンコの木”と呼んでいました。イチイの枝は丈夫で弾力性があり、子供４～５人が乗ってもびくともしません。ゆさゆさと枝を揺らし、私たちは大海原をゆく海賊になったり、ほうきで空を飛ぶ魔女になって遊びました。赤い実はゼリー状で甘く、口に入れ、黒い種をペッと吐き出します。

猛毒とも知らず、もし、種を飲んでいたら違う国に行って、帰ってこれなかったかもしれません。

注意しなければいけない
身近な毒植物

・スイセン
・シャクナゲ
・チョウセンアサガオ
・スズラン
・ヒガンバナ
・キョウチクトウ
・トリカブト
・フクジュソウ

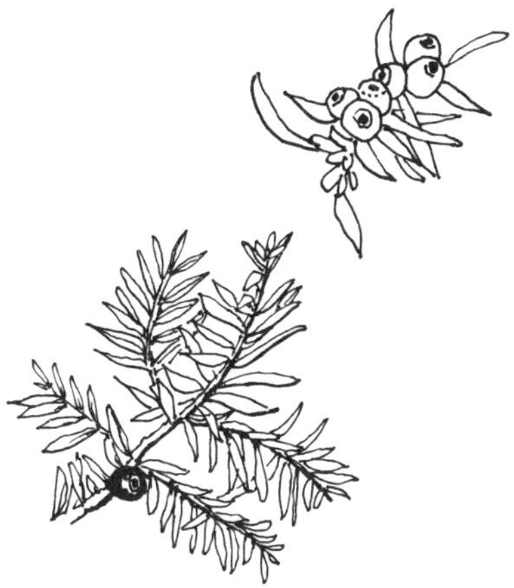

小人族ゴブリンとドアーフ

ヨーロッパで古くから信じられている、人の形をした小人族の妖精がいます。ドアーフとかゴブリンと呼ばれ、背丈は低くがっしりとしていて、森の奥深く、岩穴や鉱山にすみ、鉱夫であり、鍛冶屋でもあります。

そのなかでもドアーフは工芸に優れ、彼らが作る刀や道具、装身具は見事なもので、神話の英雄たちの剣や兜、鎧を作ったと伝えます。一方のゴブリンは人間に対して根底に悪意をもっているため、人に対し意地悪やいたずらを仕掛け、場合によっては平気で死に至らしめます。欲張りでずる賢く、巧妙な駆け引きをもちかけます。

北欧神話では、女神のなかで最も美しいとされるフレイアと４人の小人の話があります。フレイアは愛情深く、空と雲、青春と愛、戦い、そして魔法や死をつかさどる女神で、大神オーディンの妻ともいわれます。愛に焦がれる男女を優しく見守りますが、彼女自身も愛には自由で、４人の小人が作った世にも美しい首飾り「ブルシンガメン」を得るために小人ひとりひとりと夜をともにし、オーディンの怒りを買ったそうです。４人の小人の巧みな技で作られた黄金の首飾りは、大切な愛を失っても手に入れたいほど魅力的だったのでしょうか。

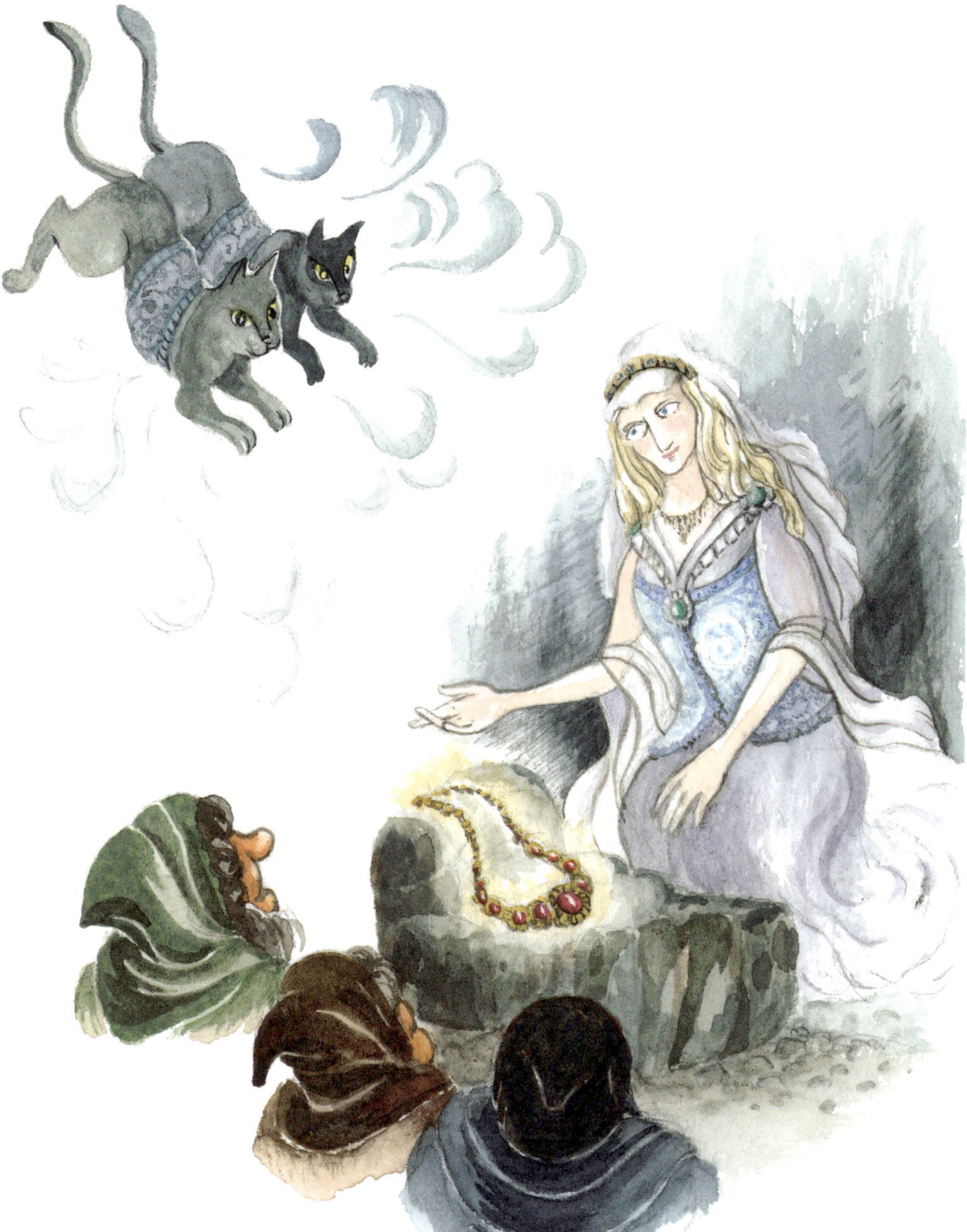

おまけ＊魔女の園芸術

魔女の庭仕事はすべて手間と時間をかけた地道な下ごしらえと、あとは自然に任せて手出しをしないメリハリある生活リズムが基本です。

魔女の庭は自然の恵みと循環を生かしてつくるので、何もせず、まるで魔法で実りを得ているように見えますが、本物の「消えない魔法」は人知れず行う地道な作業にあります。

魔女がガーデニングで大切にしていること

【まずはふかふかのおいしい土づくり】

植物がよく育つように栄養と環境づくりをします。太陽や水といった自然のものだけではなく、魔女は土壌に含まれる目には見えない地中の妖精（土壌の微生物）を増やして栄養の吸収をよくする堆肥をつくります。庭の一角に枯れ葉や干し草を積み、その上に鶏やウサギの糞を撒き、また落ち葉を重ねて秋のあいだ繰り返し積み上げ発酵させます。発酵を促すため魔女は古い絨毯を堆肥の山にかけて、春まで待ちます。こうしてできあがった堆肥は土に鋤き込み、植物が喜ぶ土をつくり、種まき、成長、収穫へとつなげます。

【土を耕すありがたい助っ人】

魔女の広い庭はひとりで耕すのは大変。その代わりにクローバーやミミズが土を耕してくれます。

堆肥を鋤き込んだ通気性のよい土には、ミミズが繁殖してさらに土壌を上質にします。ミミズの糞には土の必要素の窒素、リン、カリウムが多量に含まれていますが、魔女はそのことを知っていたのでしょうか。またクローバーなどのマメ科植物の根粒は、特殊な菌によって植物に栄養を与えます。冬の殺風景な庭に広がるクローバーの緑は目を楽しませ、春に堆肥となり、広がる根は土を砕き、植物の根に養分を蓄えるありがたい植物です。

魔女のコンパニオンプランツ

魔女は植物との長い付き合いから、どの植物を一緒に植えるとよく育つか、逆に育ちが悪いか、植物がさまざまな影響を与え合うことを知っています。それは妖精から秘密を聞き出した……などと噂されます。ここでは、そのほんの一部を挙げてみましょう。

【相性のよい植物の組み合わせ】

ローズマリー×ニンジン	ニンジンを食うハエの幼虫の忌避
ヒソップ×ブドウ	収穫を高める
チャイブ×バラ	黒星病の防除
セージ×キャベツ	有害な飛翔性昆虫を遠ざける
マリーゴールド×トマト	生育を助ける
バジル×トマト	有害な飛翔性昆虫を遠ざける
ボリジ×イチゴ	ミツバチの誘引　収穫量増
カモミール×タマネギ・植物全般	育成促進　収穫量増
コリアンダー×アニス	香りがよくなる
ミント類×キャベツ	ハエを遠ざける
バーベイン×アンゼリカ・植物全般	アブラムシの抑制
ディル×植物全般	花アブの誘引
ソラマメ×キャベツ	育成促進
ソレル×ジャガイモ	土を肥沃にする

【害虫&病気対策になる植物】

アブラムシ	除虫菊　エルダーの葉の抽出液　マリーゴールド
アリ	ペニーロイヤル
コナジラミ	マリーゴールド
モンシロチョウ	セージ
ハエ	ミント類
害虫全般	クローバー（自分に害虫を誘引しほかの植物を守る）

月の暦と植物

夜空に輝く月は細い三日月からまん丸の満月まで、形を変えながら幻想的な美しさで私たちを魅了します。薬草の女神ヘカテーは闇と月を支配する魔女の女王で、魔女は夜ごと月を見上げ、そのメッセージを読み取り、人の体や植物の成長に月が関わっていることを知ります。今日、実際に月が人体や植物に影響を与えていることがわかってきたそうです。

月の満ち欠け時に、いったい何が起こっているのでしょう。

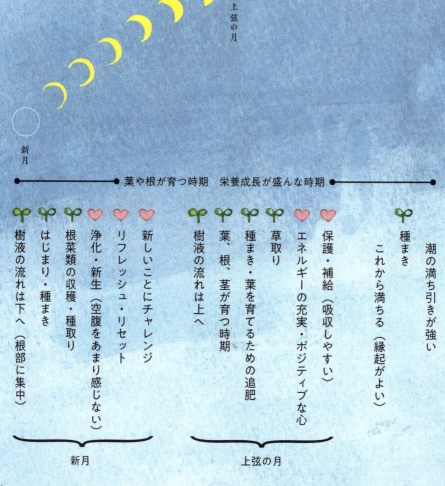

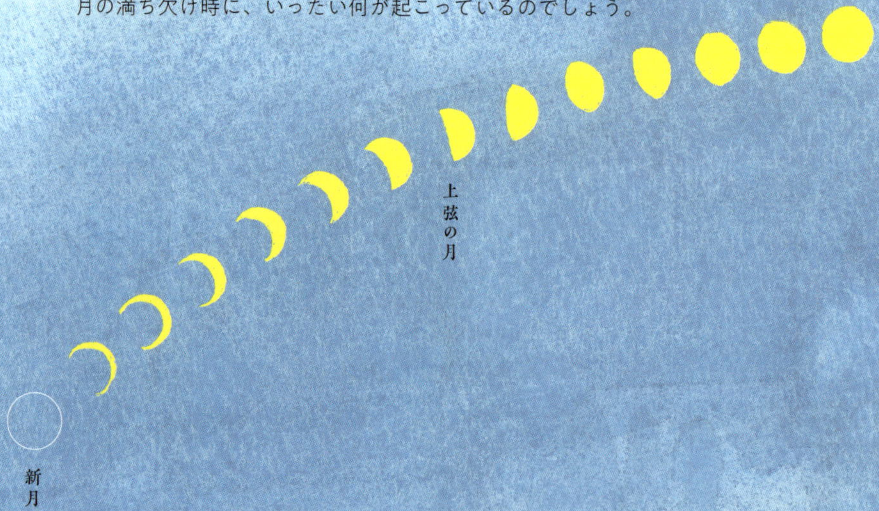

葉や根が育つ時期　栄養成長が盛んな時期

潮の満ち引きが強い

これから満ちる（縁起がよい）

種まき

保護・補給（吸収しやすい）

エネルギーの充実・ポジティブな心

草取り

種まき・葉を育てるための追肥

葉、根、茎が育つ時期

樹液の流れは上へ

上弦の月

新しいことにチャレンジ

リフレッシュ・リセット

浄化・新生（空腹をあまり感じない）

根菜類の収穫・種取り

はじまり・種まき

樹液の流れは下へ（根部に集中）

新月

植物への影響　人体への影響

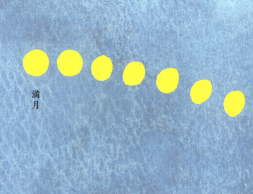

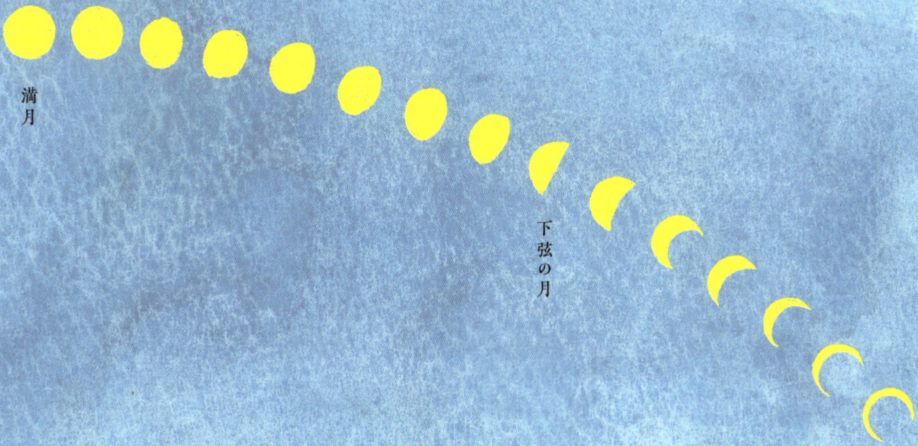

開花や結実、生殖生育が盛んな時期

- 反省
- 解毒・排出
- 収穫
- 花、果実への追肥・花がら摘み
- 種まき前の庭の準備
- 花が咲く時期・実がなる時期
- 樹液の流れは下へ（根部へ向かう）

下弦の月

- 願いが叶う
- 浄化・集中力

- 吸収力最高に
- 喜怒哀楽が激しくなる・衝動的行動
- 種まき
- 虫が活発化（害虫駆除）
- 樹液は葉や花に集中

満月

おわりに

私の仕事部屋の窓には赤いスカーフをかぶった魔女人形が下がっています。「魔女の店」開店当時の初作、キッチンウィッチです。仕事部屋の窓は隔てるものがなく、空をぐるりと見渡せるのでとても気に入っています。いつか夜空に輝く月をかすめて魔女が飛び込んでくるのでは、と魔女への期待と想像は尽きません。

魔女の店を始めてかれこれ30年以上になります。ヨーロッパでは“キッチンウィッチ”と呼ばれる魔女人形を家のお守りとして飾る歴史があります。なぜなら、すでにご存じ、魔女は薬草使い、人々の健康を守った人だったからです。どんな薬草を集め活用してきたか、「魔女の秘密の

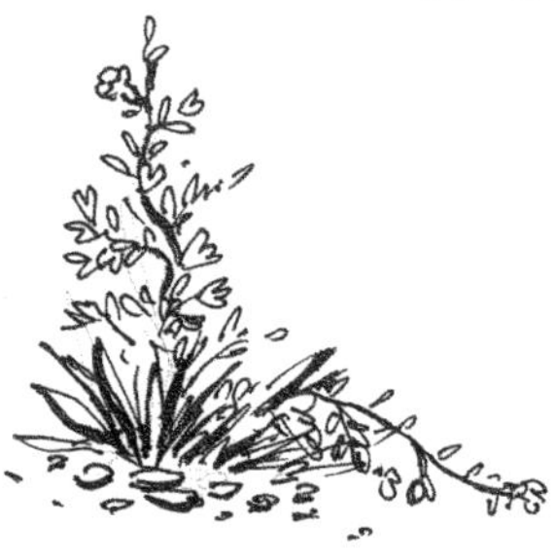

庭」に忍び込み、皆さんが手折ってきた植物のひとつでも心にとめていただき、日々の生活に魔女的雰囲気を生かし楽しんでくださいましたら幸いと思っています。

最後に、本書出版の機会を与えてくださった山と溪谷社さんと編集の宇川静さん、植物画のバックはおもいきりダークに！と、わがままを聞き入れ素敵な本に仕上げてくださったブックデザイナーの三上祥子さんに心よりお礼申し上げます。おふたりには前回出版の『魔女の12ヵ月』でもお付き合いいただき、今回は魔女の庭をともに耕して下さいました。

飯島都陽子

ハーブと魔女の専門店「グリーンサム」
〒231-0861　神奈川県横浜市中区元町 1-37
http://www.green-thumb.co.jp
営業時間／11:00~18:00
定休日／月・火曜日（祝日は営業）

参考文献

『世界樹木神話』Ｊ・ブロス・著　藤井史郎、藤田尊湖、善本孝・訳（八坂書房）

『樹 バウム』スザンネ・フィッシャー・リティ・著　手塚千史・訳（あむすく）

『植物の魔術』Ｊ・ブロス・著　田口啓子、長野督・訳（八坂書房）

『ハーブの歴史百科』キャロライン・ホーム・著　高尾菜つこ・訳（原書房）

『西洋中世ハーブ事典』マーガレット・Ｂ・フリーマン・著　遠山茂樹・訳（八坂書房）

『英文学のための動物植物事典』ピーター・ミルワード・著　中山理・訳（大修館書店）

『プリニウス博物誌』大槻真一郎・編（八坂書房）

『願いを叶える魔法のハーブ事典』スコット・カニンガム・著
木村正典・監　塩野未桂・訳（パンローリング）

『英米文学植物民俗誌』加藤憲市・著（冨山房）

『ハーブ＆スパイス』サラー・ガーランド・著　福屋正修・訳（誠文堂新光社）

『ハーブ大全』リチャード・メイビー・著　難波恒雄・監　神田シゲ、豊田正博・訳（小学館）

『ハーブとスパイス ウッドヴィル「メディカル・ボタニー」』
福屋正修、山中雅也・著（八坂書房）

『樹木　ビジュアル博物館』デビッド・バーニー・著
リリーフ・システムズ・監訳（同朋舎出版）

『世界の樹木』トニー・ラッセル・著　後藤真理子・訳（化学同人）

『よくわかる樹木大図鑑』平野隆久・著（永岡書店）

『樹木図鑑』デヴィッド・バーニー・著　中村武久・監（あすなろ書房）

『よくわかるきのこ大図鑑』小宮山勝司・著（永岡書店）

『ときめくきのこ図鑑』堀博美・著　桝井亮・写真　吹春俊光・監（山と溪谷社）

『シダハンドブック』北川淑子・著　林将之・写真（文一総合出版）

『イギリスの美しい樹木』アンディ・トンプソン・著　山田美明・訳（創元社）

『毒のある美しい植物』フレデリック・ギラム・著　山田美明・訳（創元社）

『ギリシャ神話集』ヒュギーヌス・著　松田治、青山照夫・訳（講談社）

『ホメーロスのオデュッセイア物語』バーバラ・レオニ・ピカード・作　高山一郎・訳（岩波書店）

『北欧神話と伝説』ヴィルヘルム・グレンベック・著　山室静・訳（新潮社）

『ケルトの神話・伝説』フランク・ディレイニー・著　鶴岡真弓・訳（創元社）

『図説 ケルトの歴史』鶴岡真弓、松村一男・著（河出書房新社）

『ケルト人：蘇るヨーロッパ「幻の民」』クリスチアーヌ・エリュエール・著
鶴岡真弓・監　田辺希久子、松田廸子、湯川史子・訳（創元社）

『ケルト神話・伝説事典』ミランダ・J・グリーン・著
井村君江・監訳　大橋篤子、渡辺充子、北川佳奈・訳（東京書籍）

『ケルトの神話 −女神と英雄と妖精と』井村君江・著（筑摩書房）

『ケルトの植物』ヴォルフ=ディーター・シュトルル・著　手塚千史、高橋紀子・訳（ヴィーゼ出版）

『ケルトの木の知恵』ジェーン・ギフォード・著・写真　井村君江・監訳　倉嶋雅人・訳（東京書籍）

『魔女の文明史』安田喜憲・編（八坂書房）

『魔女の目で見た暮らしと経済』松田宣子・著（ドメス社）

『魔女』ジュール・ミシュレ・著　篠田浩一郎・訳（現代思潮社）

『魔女の神』マーガレット・A・マレー・著　西村稔・訳（人文書院）

『古ヨーロッパの神々』マリア・ギンブタス・著　鶴岡真弓・訳（言叢社）

『ドラゴン』ジョイス・ハーグリーヴス・著　斎藤静代・訳（創元社）

『幻想動物事典』草野功・著　シブヤユウジ・画（新紀元社）

『カラスの教科書』松原始・著（講談社文庫）

『実は猫よりすごく賢い鳥の頭脳』ネイサン・エメリー・著　渡辺智・訳（エクスナレッジ）

『カラスのひみつ』松原始・監（PHP研究所）

『猫の不思議な物語』フレッド・ゲティングズ・著　松田幸雄、鶴田文・訳（青土社）

『魔法と猫と魔女の秘密』正木晃・著（春秋社）

『妖精 Who's Who』キャサリン・ブリッグズ・著　井村君江・訳（筑摩書房）

『妖精の系譜』井村君江・著（新書館）

『妖精物語』オーピー夫妻・編著　神宮輝夫・訳（草思社）

『月の満ち欠けレシピ』八木下美雪・著　堀文乃・監（ヴォイス）

『世界のお守り大全』デズモンド・モリス・著　鏡リュウジ・監訳（東洋書林）

INDEX

ア

カ

サ

タ

ハ

マ

ヤ

ラ

飯島都陽子 Iijima Toyoko

テキスタイルデザインの仕事を経て、
1985年横浜元町にハーブと魔女の専門店「グリーンサム」開業。
1993年ダ・カーポ／榊原政敏作曲「ヴァルプルギスの夜」作詞（榊原広子共同）。
1997年倉敷チボリパーク「魔女の家」商品企画・デザイン担当。
2002年古川総合ヨーガ講師資格取得。2006～2008年横浜「牙狼画廊」にて
「魔女たちの手仕事展」立案・出品。
朝日カルチャーセンター講師、講演、テレビ、雑誌取材多数。
著書に『魔女の12ヵ月』（山と溪谷社）、
『魔女の一日　魔女になるための秘密』絵・山村浩二（金の星社）がある。

Staff
装丁・デザイン／三上祥子（Vaa）
校閲／戸羽一郎
編集／宇川 静（山と溪谷社）

魔女のシークレット・ガーデン

2018年12月30日　初版第1刷発行
2024年1月20日　初版第6刷発行

著者　飯島都陽子
発行人　川崎深雪
発行所　株式会社山と溪谷社
〒101-0051　東京都千代田区神田神保町1丁目105番地
https://www.yamakei.co.jp/
印刷・製本　大日本印刷株式会社

◎乱丁・落丁、及び内容に関するお問合せ先
山と溪谷社自動応答サービス　TEL. 03-6744-1900
受付時間／11:00-16:00（土日、祝日を除く）
メールもご利用ください。
【乱丁・落丁】service@yamakei.co.jp
【内容】info@yamakei.co.jp
◎書店・取次様からのご注文先　山と溪谷社受注センター
TEL. 048-458-3455　FAX. 048-421-0513
◎書店・取次様からのご注文以外のお問合せ先
eigyo@yamakei.co.jp

*定価はカバーに表示してあります。
*乱丁・落丁などの不良品は、送料当社負担でお取り替えいたします。

Printed in Japan　ISBN978-4-635-81014-2

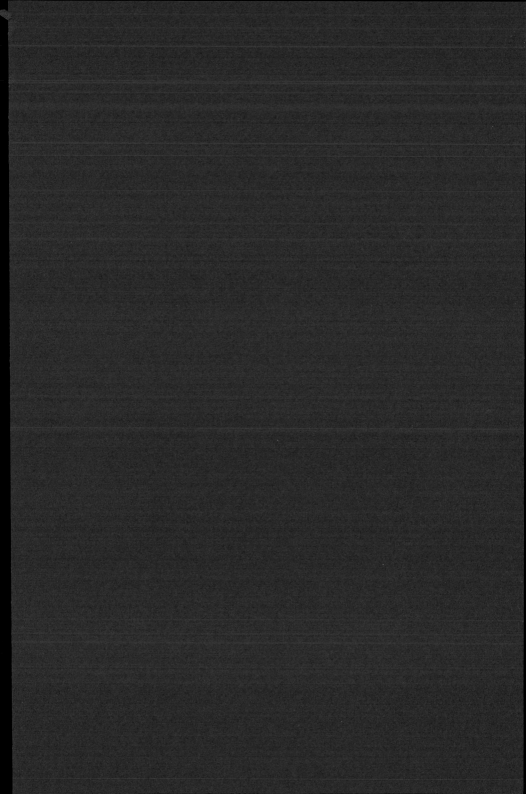